LES SUPPURATIONS

DE

L'APOPHYSE MASTOÏDE

ET LEUR TRAITEMENT

PAR

A. BROCA
Chirurgien des hôpitaux de Paris.

F. LUBET-BARBON
Ancien interne des hôpitaux de Paris

Mémoire couronné par l'Académie de Médecine
(PRIX MEYNOT, 1894)

PARIS
G. STEINHEIL, ÉDITEUR
2, RUE CASIMIR-DELAVIGNE, 2
1895

LES SUPPURATIONS

DE

L'APOPHYSE MASTOÏDE

ET LEUR TRAITEMENT

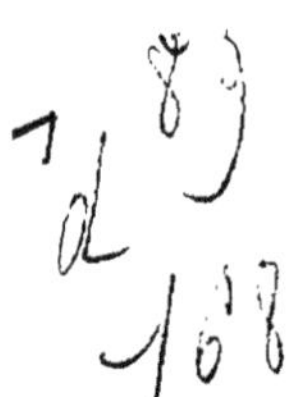

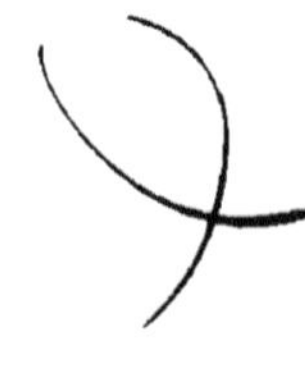

LES SUPPURATIONS

DE

L'APOPHYSE MASTOÏDE

ET LEUR TRAITEMENT

PAR

A. BROCA | **F. LUBET-BARBON**
Chirurgien des hôpitaux de Paris. | Ancien interne des hôpitaux de Paris.

Mémoire couronné par l'Académie de Médecine
(PRIX MEYNOT, 1894)

PARIS
G. STEINHEIL, ÉDITEUR
2, RUE CASIMIR-DELAVIGNE, 2

1895

INTRODUCTION

La question des interventions chirurgicales pratiquées sur l'apophyse mastoïde est aujourd'hui à l'ordre du jour, parmi les chirurgiens aussi bien que parmi les auristes. D'année en année, les opérations se multiplient, leur technique se perfectionne, leurs indications se précisent, leurs résultats s'améliorent. Plusieurs débats importants ont eu lieu sur ce sujet, en France, en Amérique, en Belgique, devant les Congrès et les Sociétés de spécialistes. Aussi croyons-nous utile de faire connaître, à notre tour, les conclusions pratiques auxquelles nous avons été conduits par nos propres opérations, qui se montent actuellement à 146 sur 129 malades.

Dans l'exposé de nos recherches, il eût sans doute été fort intéressant de mettre en relief les différences qui peuvent exister entre les diverses mastoïdites selon leur cause, selon le microbe qui leur donne naissance. On sait, en effet, que des micro-organismes variés viennent infecter l'oreille moyenne, y provoquer, à l'état de pureté ou d'association, des lésions dont la marche n'est probablement pas toujours la même. Mais si, entre les mains surtout de Netter, Zaufal, Moos, la bactériologie des otites moyennes a donné des résultats scientifiquement fort importants, dans la pratique, la question ne peut pas encore être envisagée à ce point de vue (1).

Certes, nous ne nous désintéressons pas des données microbiologiques, et dans bon nombre des abcès que nous avons opérés avant la période fistuleuse, nous avons fait cultiver le pus. Nous sommes arrivés ainsi à quelques constatations intéressantes, et, par exemple, nous citerons un abcès mastoïdien où nous avons trouvé le colibacille en culture pure.

Mais les faits ne sont pas encore assez nombreux — tant les nôtres que ceux des autres auteurs — pour qu'il soit permis d'esquisser même une classification édifiée sur ces bases ; d'autant mieux que, vu la communication normale de la caisse avec l'extérieur par la trompe, l'infection est quelquefois mixte, même lorsque le tympan n'est pas perforé et qu'elle le devient le plus souvent lorsque cette perforation est effectuée.

De même, nous ne croyons pas que l'on puisse suivre une classification étiologique d'après la maladie générale infectieuse — on sait avec quelle fréquence sont secondaires les otites moyennes et les mastoïdites — au cours de laquelle s'est déclarée la

(1) Les documents relatifs à cette question sont réunis dans un tout récent mémoire de M. LERMOYEZ et F. HELME, Les staphylocoques et l'otorrhée, *Ann. des mal. de l'or. et du lar.*, janvier 1895, p. 35.

complication auriculaire. On constate, il est vrai, quelques caractères un peu particuliers dans les allures des otites et des mastoïdites consécutives à la rougeole, à la scarlatine, à la grippe : mais jusqu'à nouvel ordre, cela ne suffit pas pour qu'on puisse donner des descriptions séparées. Nous ajouterons même qu'à nos yeux il serait étonnant que dans l'avenir ces distinctions pussent être utilement établies. Les otites moyennes, en effet, ne sont pas des complications spécifiques des maladies que nous venons d'énumérer, mais bien des infections secondaires par les microbes pyogènes qui habitent le pharynx, où ils pullulent aisément à la faveur du tissu lymphoïde qui leur donne abri : partis de là, ils infectent souvent l'oreille moyenne à la faveur des états morbides précités.

Force nous est donc de nous en tenir à la classification ancienne, fondée sur l'état extérieur des lésions, sur l'évolution clinique plus ou moins aiguë, avec otite moyenne plus ou moins importante et plus ou moins ancienne.

Nous ne visons dans ce travail que les mastoïdites consécutives aux suppurations de la caisse et nous laissons dans l'ombre, ne nous en occupant qu'en passant, à l'occasion du diagnostic, les lésions qui ne sont pas d'origine auriculaire. A cause de cette limitation de notre sujet, on nous reprochera peutêtre de ne pas nous étendre sur le cholestéatome :

ce à quoi nous répondons par avance que nous ne savons pas, quelque classique qu'elle soit devenue, si la théorie de Bezold sur l'origine auriculaire de cette lésion est exacte.

Nous nous en tiendrons donc aux inflammations proprement dites.

Pour étudier les mastoïdites consécutives aux otites moyennes, des subdivisions s'imposent, où il faut tenir compte de la nature et du degré tant de la lésion auriculaire que de la lésion apophysaire.

Si l'on examine avant tout la région mastoïdienne, le fait qui saute aux yeux d'abord est le suivant : la peau qui recouvre l'apophyse est intacte ou fistuleuse.

Lorsqu'il n'existe pas de fistule, deux cas sont à distinguer, suivant que l'otite causale est aiguë ou qu'il s'agit d'une véritable otorrhée chronique ; et de leur côté les accidents mastoïdiens seront tantôt aigus avec ou sans abcès, tantôt subaigus, tantôt chroniques ou même latents.

La fistule — qui est l'aboutissant à peu près constant des abcès mastoïdiens abandonnés à eux-mêmes ou traités par l'incision simple — ne possède pas ici l'importance qu'elle acquiert dans les autres suppurations occupant une cavité bien close : alors le chirurgien agit avec plus d'efficacité et de sécurité, s'il se trouve en présence d'un abcès sous-cutané, où il peut éviter les infections mixtes, infections réalisées lorsque le sujet vient consulter pour un abcès déjà fistuleux. Ici, au contraire, nous répéterons que lorsque la lésion est sous-cutanée, elle communique — ou au moins a communiqué — avec l'extérieur par l'intermédiaire de la caisse. Un abcès mastoïdien est, à vrai dire, une fistule borgne interne, et son ouverture au dehors se borne à le tranformer en une fistule complète.

On ne s'étonnera donc pas que la conduite à tenir dépende beaucoup moins de la présence ou de l'absence d'une fistule mastoïdienne que de l'ancienneté et de l'acuité des accidents ; que des constatations anatomo-pathologiques sur l'état de la mastoïde, de l'antre, de la caisse et de ses osselets, constatations faites soit à l'avance par l'examen clinique, soit au cours même de l'opération.

Mais, pour la facilité de la description surtout, nous conserverons la division en abcès et fistules mastoïdiens, montrant à propos des premiers la thérapeutique qui convient aux cas aigus, à propos des secondes celle dont relèvent les cas chroniques.

Un court chapitre sera ensuite consacré aux lésions mastoïdiennes latentes compliquant les otites moyennes chroniques.

Après ces études d'ordre exclusivement pratique, nous analyserons notre statistique et nous donnerons le résumé de nos observations.

Plus de cent de ces observations proviennent de l'hôpital Trousseau, où M. le professeur Lannelongue a bien voulu confier depuis plus de deux ans son service à l'un de nous.

C'est là que, opérant souvent ensemble, nous avons pu associer nos connaissances spéciales. Grâce à notre maître, nous avons pu acquérir une expérience clinique réelle, et nous le remercions de sa libéralité.

CHAPITRE PREMIER

Abcès mastoïdiens.

§ 1. — Aperçu d'anatomie et de physiologie pathologiques.

Nous n'avons pas l'intention d'entrer ici dans de longues considérations d'anatomie normale ou pathologique ; mais nous ne saurions arriver à des conclusions opératoires de quelque netteté si nous ne faisions connaître, par un résumé succinct, quelle est l'évolution des lésions.

La caisse du tympan et les cellules mastoïdiennes, réunies par le canal de l'antre, canal pétro-mastoïdien de Sappey ou *aditus ad antrum*, forment véritablement une seule cavité en besace (1), dont les trois segments ont une importance fort variable suivant qu'on les envisage au point de vue physiologique ou au point de vue pathologique.

Physiologiquement, en effet, la caisse est, dans ce système de cavités, une cellule particulièrement importante, car c'est elle qui, munie des osselets, est

(1) Cette continuité est bien mise en évidence par M. Tillaux, *Traité d'Anat. topogr.*, 6ᵉ éd., Paris, 1890, p. 123.

sur le chemin des ondes sonores ; c'est donc elle qui sert à l'audition.

Pathologiquement, son importance est grande également : en pathogénie d'abord, parce que les infections — venues par la trompe ou par une rupture du tympan — commencent en elle ; en pratique, parce que les lésions des osselets peuvent nécessiter des interventions thérapeutiques spéciales et plus ou moins complexes.

Mais à beaucoup d'égards, la caisse est, au point de vue des inflammations du système cellulaire de l'oreille moyenne, bien moins importante que l'ensemble des autres cellules pétro-mastoïdiennes, et cela parce qu'elle est de beaucoup moins vaste qu'elles. Voyons donc, en gros, comment sont constituées les cavités dont est creusée l'apophyse mastoïde.

On trouve d'abord en arrière de la caisse, dans la partie supérieure de l'apophyse, une cellule appelée *antre mastoïdien*. Elle est située en arrière et un peu au-dessus de l'orifice du conduit auditif externe, à la hauteur de l'articulation de l'enclume et du marteau (Schwartze). Son plancher est situé un peu au-dessous d'une apophyse qui borde en un point le méat auditif externe et est formée par la coalescence de la portion écailleuse et de la portion pétrée du temporal (*spina supra meatum*). C'est la seule cellule qui existe à la naissance et pendant les premiers mois, et lorsque nous étudierons la question opératoire, nous verrons quelles conséquences en résultent. Mais peu à peu — et ce développement est à rapprocher jusqu'à un certain point de celui des sinus de la face (1) — des cellules se creusent autour de l'antre, en nombre assez variable, il est vrai, en sorte que Zuckerkandl, dont M. le professeur Duplay a fait connaître les recherches, a établi les types suivants :

1° Dans 30 à 40 0/0 des cas, la mastoïde présente de nombreuses cavités (processus mastoïdeus pneumaticus) ;

2° Dans 20 0/0 des cas, on ne trouve pas de cellules au-dessous de l'antre, mais seulement une substance spongieuse, analogue au diploé, contenant des vaisseaux et du tissu adipeux ; quelquefois même l'apophyse est éburnée (processus diploeticus) ;

3° Dans 40 à 50 0/0 des cas, ces deux structures sont associées et outre les cavités aériennes, il existe de la substance diploïque, surtout dans le segment antéro-supérieur de l'apophyse.

Le type diploïque, où les cellules mastoïdiennes sont en somme réduites à l'antre, ou à peu près, est donc rare ; et même — si nous mettons à part les jeunes enfants chez lesquels il est la règle — il est, d'après ce que nous avons vu, plus rare que ne le pensent Zuckerkandl et Politzer.

(1) Voyez sur ce point Tillaux, *Traité d'anat. topogr.*, 6ᵉ éd., p. 134, Paris, 1890.

Presque toujours donc, chez l'adulte, l'apophyse est creusée de nombreuses cavités, qui communiquent entre elles et avec l'antre, par des pertuis il est vrai quelquefois très fins, véritables piqûres d'aiguilles trouant de minces cloisons. La mastoïde est en résumé une sorte d'éponge, dont toutes les cellules s'ouvrent finalement dans l'antre, et l'axe de toutes ces cellules se dirige vers l'antre, comme les rayons vers le centre d'une sphère.

De ce centre, les unes se dirigent en avant, vers le conduit qu'elles ferment et limitent dans sa partie postéro-supérieure (cellules limitrophes); les autres, très variables comme volume, directement en bas (grandes cellules) ; les autres tout à fait en arrière et en bas, vers l'occiput, les autres enfin en arrière et en haut, venant se souder à celles de la portion écailleuse. Le tout ne forme-t-il pas comme les rayons d'une roue autour d'un moyeu ? Or, toutes ces cellules, toutes ces cloisons sont tapissées par une muqueuse identique à celle de la caisse, c'est-à-dire riche en glandes et secrétant abondamment. On comprend donc que, relativement à celle de la caisse, la surface des cellules mastoïdiennes soit immense. En effet, à part quelques petits replis qui se font autour des osselets, la muqueuse de la caisse tapisse tout simplement six parois. Dans les cellules, au contraire, elle est multipliée d'une manière considérable par les cloisons incomplètes : tout comme les feuilles de tournure de cuivre dont est remplie la bouteille de Leyde offrent une surface d'accumulation extraordinairement multipliée.

Ces quelques préliminaires posés, voyons comment vont se comporter les infections de l'oreille moyenne.

Ces infections viennent par la trompe, et elles atteignent d'abord, cela va sans dire, la caisse du tympan, c'est-à-dire la première cavité ou *cellule* qu'elles trouvent sur leur chemin. Mais dans presque toutes les otites aiguës, comme le dit M. le professeur Tillaux (1), le canal de l'antre, l'antre et les cellules mastoïdiennes se prennent successivement. Déjà la clinique nous en fournit la preuve, en nous montrant que presque toujours il y a dès le début de ces otites un certain degré de tension, de gêne, de douleur spontanée ou à la pression dans toute l'apophyse. De ces constatations, nous pouvons rapprocher celles que Politzer (2) a faites sur le cadavre. Cet auteur écrit, en effet : « Dans tous les cas d'otite moyenne suppurée dans lesquels il n'existait pendant la vie aucune trace d'inflammation de l'apophyse mastoïde, ni douleurs spontanées, ni sensibilité à la pression, et où l'autopsie a été faite, on a

---

(1) *Loc. cit.*, p. 132.
(2) Politzer, *Ann. des mal. de l'or. et du lar.*, 1892, n° 5, p. 317. — Disc., p. 382.

constamment trouvé du pus dans les cellules mastoïdiennes ».

Comme explication pathogénique, Politzer ajoute : « Cela se conçoit aisément si l'on réfléchit que chaque fois qu'une suppuration a lieu dans la caisse du tympan la pesanteur fait pénétrer le pus dans l'apophyse pendant le décubitus du malade. » Il fait intervenir, en outre, la propagation de l'inflammation par continuité des muqueuses : à nos yeux, ce second facteur est de beaucoup le plus important.

Tant que le canal de l'antre reste bien perméable, le pus contenu dans les cellules mastoïdiennes s'écoule dans la caisse par trop plein et de là au dehors par la perforation du tympan ; et même il est probable que, dans l'otorrhée de l'otite moyenne aiguë, l'écoulement vient en majeure partie des cellules et non de la caisse (1). Cela ne résulte-t-il pas de ce que nous avons dit sur la surface comparée de la muqueuse des cellules et de celle de la caisse? Et on peut donner encore quelques arguments importants.

Que, par exemple, on fasse la paracentèse du tympan pour évacuer un épanchement purulent de la caisse : il ne sortira immédiatement que peu de pus, mais pendant les heures suivantes on verra s'écouler du liquide en abondance, celui des cellules mastoïdiennes, sans nul doute ; et si l'on donne des dou-

____

(1) Cette opinion, qui d'après nous répond absolument à la réalité des faits, a déjà été soutenue par M. le professeur Duplay.

ches d'air répétées coup sur coup, à chacune on verra sourdre du pus.

En outre, il est très fréquent qu'au moment où se déclare une mastoïdite, avec ses symptômes habituels, l'écoulement par le conduit cesse brusquement, si bien même que parfois, rarement il est vrai, la perforation du tympan se cicatrise pendant qu'évolue l'abcès mastoïdien ; c'est qu'il s'est produit une occlusion du canal de l'antre, occlusion sur le rôle de laquelle nous allons avoir à revenir. Enfin, lorsqu'il existe une mastoïdite aiguë accompagnée d'otite moyenne aiguë avec écoulement purulent, il est de règle qu'après la trépanation de l'apophyse, l'otorrhée cesse ; et le tympan se répare sans qu'on ait touché à la caisse.

Nous venons de parler de l'occlusion du canal de l'antre ; elle a en effet un rôle pathogénique important. Si ce canal, si la perforation du tympan — car jamais, quoiqu'on en ait dit, le pus ne reflue par la trompe — sont larges et béants, les cellules mastoïdiennes se vident bien, leur envahissement ne se traduit au dehors que par des symptômes médiocres ou nuls, leurs lésions peuvent guérir sans opération. Mais que le libre écoulement du pus soit gêné, que la perforation du tympan soit trop étroite, que surtout la muqueuse boursouflée rétrécisse ou oblitère l'*aditus*, et les conditions vont se trouver changées. Cette occlusion de l'aditus est encore facilitée par la position de la courte branche de l'enclume au devant de lui. Alors les produits de l'inflammation ne peuvent plus être expulsés, le loup sera enfermé dans la bergerie, et l'on verra éclater les symptômes caractéristiques de la mastoïdite : l'agent infectieux, retenu dans une cavité osseuse et close, va provoquer les accidents que nous sommes accoutumés à observer, le gonflement inflammatoire, la douleur ; et il va tendre à se faire jour au dehors par des voies que nous allons examiner.

C'est alors que quelquefois, tandis que la complication mastoïdienne évolue, la caisse livrée à elle-même se guérit, ou à peu près, la perforation du tympan se répare en partie, parfois même complètement : nous pouvons à cet égard renvoyer à notre observation LIV. C'est celle d'un garçon de 7 ans qui est entré en octobre 1893 à l'hôpital Trousseau et qui à l'âge de 15 mois avait eu, sans cause connue, une otorrhée avec gonflement rétro-auriculaire traité par l'incision simple ; en 15 jours, l'incision était cicatrisée. L'enfant, qui depuis avait eu tous les ans de l'otorrhée pendant quelques jours, nous a été présenté à l'hôpital parce qu'il avait un abcès mastoïdien tandis que la membrane et l'audition étaient d'une intégrité parfaite.

Le pus une fois ainsi contenu en espace clos, que va-t-il devenir ? Cela dépend jusqu'à un certain point de la constitution anatomique, assez variable, de l'apophyse. Déjà le siège de la collection dans la mastoïde sera en rapport avec le mode de répartition des cellules : à la base de l'apophyse, lorsque l'antre sera seul développé ou à peu près, comme c'est le cas chez l'enfant en bas âge ; dans le corps même de l'apophyse, lorsque nous serons en présence du type « pneumatique » de Zuckerkandl. Mais ce qui est le plus important, c'est la direction dans laquelle le pus tend à fuser, c'est le processus en vertu duquel il se propage plus ou moins loin.

C'est presque toujours vers la face externe de l'apophyse que le pus cherche à se faire jour, donnant ainsi naissance à l'abcès mastoïdien classique, rétro-auriculaire. Quelquefois, mais bien plus rarement, c'est vers la face interne qu'il se porte, pour fuser de là dans le cou, le long des insertions du digastrique ou du sterno-mastoïdien ; nous aurons à insister, dans l'étude clinique, sur cette forme spéciale de mastoïdite.

Mais si, de ces côtés, pour une raison ou pour une autre, la migration est entravée, nous sommes en présence de deux alternatives également dangereuses. Sans doute, les cellules limitrophes du conduit offrent bien encore une planche de salut. Après avoir produit, par leur gonflement, ce que l'on appelle la « chute » de la paroi postéro-supérieure du conduit, elles peuvent se fistuliser au dehors, et par là s'écoule le pus : c'est ce qui a eu lieu chez trois de nos malades (obs. X, XXII, CXIX). Cette voie sera rarement choisie par le pus et l'infection tendra, avec une fréquence malheureusement trop grande, à gagner en haut le plafond de l'aditus et la fosse cérébrale moyenne, en arrière la gouttière du sinus latéral. De là des complications de la plus haute gravité : les collections purulentes sous-durales, les méningites, les abcès du cerveau, les thromboses des sinus.

Assez souvent l'os est enflammé, raréfié, ramolli dans une ou plusieurs de ces directions. Il n'est pas rare qu'au fond d'un abcès mastoïdien rétro-auriculaire on trouve une perforation spontanée ou tout au moins une zone rouge, dépressible, où la curette s'enfonce avec facilité. Il y a un véritable abcès en bouton de chemise. De même pour certaines poches sous-durales. De même, sans poche sous-durale, dans un des cas où l'un de nous a opéré, pour tenter d'arrêter une méningite déjà caractérisée, il a trouvé le plafond de l'aditus raréfié, s'effritant sous la curette, si bien qu'après rugination de l'os malade, la dure-mère s'est trouvée largement à nu (obs. XLVI). Chez cet enfant, la paroi de la gouttière du sinus latéral était dans le même état et le sinus, lui aussi, fut dénudé. Cette carie de la gouttière latérale n'est pas exceptionnelle, puisque cinq autres fois nous l'avons constatée à un haut degré : une fois dans un cas aigu, quatre fois dans des cas chroniques.

Lorsque, sur le cadavre, on a examiné les rapports

de l'oreille moyenne et de ses annexes, lorsqu'on a
constaté la minceur du plafond de l'aditus et de la
gouttière du sinus ; lorsque, en opérant sur le vivant,
on s'est rendu compte des lésions souvent avancées que l'os présente dans ces régions si dangereuses, on est plutôt étonné que les complications graves
ne soient pas plus fréquentes.

Nous venons de signaler les cas dans lesquels,
après avoir détruit la muqueuse, le pus perfore l'os
pour venir se collecter sous la peau, plus rarement
sous la dure-mère. Dans la genèse de ces abcès en
bouton de chemise, l'épaisseur et la dureté de la
couche corticale qui entoure les cellules joue sans
doute un rôle.

Mais en réalité cette vraie perforation ne correspond qu'à la minorité des cas. Le plus souvent, quand
on ouvre un abcès mastoïdien, on ne trouve pas l'os
réellement perforé, mais seulement dénudé, atteint
d'ostéite plus ou moins évidente ; et l'ostéite frappe
suivant les cas les parois externe, interne, postérieure ou supérieure, sans qu'en cela il faille tenir
grand compte de l'épaisseur de ces parois. En outre,
les traînées conjonctives, les vaisseaux sanguins et
lymphatiques, les rameaux nerveux peuvent servir
de guide ou de voies de migration aux agents infectieux. Ainsi, nous dit M. de Rossi (1), à travers la

---

(1) EMILIO DE ROSSI, Pénétration du pus dans le crâne dans la

suture pétro-squameuse passe une couche large et épaisse de tissu conjonctif, ce qui peut expliquer en partie la fréquence des abcès sur la paroi externe de l'apophyse mastoïde, parfois avec destruction du tissu osseux de cette région. Des vaisseaux lymphatiques on ne saurait guère parler actuellement : nous dirons seulement que chez plusieurs de nos opérés des paquets ganglionnaires plus ou moins volumineux occupaient la région sterno-mastoïdienne supérieure, au-dessous de l'apophyse malade (obs. XXXIII par exemple). Les vaisseaux sanguins, au contraire, ont une importance incontestable : les artères et les veines, parce qu'autour d'elles il y a des gaînes conjonctives dans lesquelles peuvent migrer les micro-organismes ; les veines, parce que, atteintes de phlébite avec thrombose septique, elles sont, par elles-mêmes, une voie de propagation pour l'infection. Or de nombreux vaisseaux, des veines surtout, vont de la muqueuse des cellules à la face externe de l'apophyse, traversant la couche corticale ; les veines, d'autre part vont en partie directement dans le sinus latéral. Autour de ces veines, dans leur intérieur, peuvent se faire des migrations septiques et de là, par périphlébite, des abcès sous-périostiques superficiels, des abcès entourant le sinus latéral dans sa

carie du temporal avec abcès par congestion du cou, *Ann. des mal. de l'or. et du larynx*, 1889, t. XV, p. 100.

gouttière, sans qu'à ce niveau l'os soit nécessaire-
ment perforé.

Nous ne voulons pas insister sur le rôle de ces
processus dans la genèse des complications intra-
crâniennes que nous nous sommes bornés à énumérer. Notre but est uniquement de montrer comment il se fait qu'il soit la plupart du temps insuffi-
sant d'inciser simplement les abcès mastoïdiens : la
collection purulente profonde, intra-mastoïdienne,
ne se videra que s'il y a trépanation de l'os, ce sur
quoi on ne doit pas compter. S'il n'en est pas ainsi,
le pus restera dans les cellules et, après l'incision de
l'abcès sous-périosté, se constituera une fistule dont
nous étudierons plus loin les dangereuses conséquences.

Dans les pages qui précèdent, nous n'avons parlé
que des suppurations qui atteignent les cavités naturelles de l'oreille moyenne, et c'est seulement
comme résultant de la propagation du pus contenu
dans les cellules mastoïdiennes que nous avons envisagé les abcès sous-périostiques de l'apophyse
mastoïde. A côté de ces abcès, on en a décrit d'autres qui seraient le résultat d'une périostite de l'a-
pophyse, sans que l'infection des cellules ait été l'intermédiaire obligé entre la suppuration de la caisse
et l'abcès extérieur.

La question vaut la peine d'être soulevée car on
comprend immédiatement que de sa solution va dé-

pendre l'indication de trépaner ou de laisser intacte la mastoïde.

En 1875, M. le professeur Duplay a consacré une étude remarquable à la périostite du temporal. Depuis, il est revenu sur ces otites périostiques et dans une leçon publiée par le *Bulletin médical*, et dans un article du *Traité de chirurgie* (1). Cette étude est importante à la fois au point de vue anatomo-pathologique et au point de vue clinique. C'est sur les seules données anatomiques que nous allons insister ici.

On sait — et nous l'avons dit plus haut — que souvent, sous la muqueuse infectée et détruite, l'os est plus ou moins enflammé. Or, nous apprend S. Duplay, « il existe une forme d'otite moyenne suraiguë qu'on pourrait désigner sous le nom d'otite périostique, car elle atteint à la fois la caisse et le conduit auditif osseux. Dans cette forme, l'inflammation débute par la caisse et s'étend rapidement au conduit auditif après destruction complète de la membrane du tympan. Il est même habituel de voir l'inflammation du périoste gagner les parties osseuses qui sont en continuité directe avec le conduit auditif osseux, à savoir la surface de l'apophyse mastoïde, et la por-

(1) S. Duplay, De la périostite du temporal, etc., *Arch. gén. de méd.*, 1875, t. I, p. 513. — Otite ostéo-périostique, *Bulletin médical*, 27 août 1890, p. 797.— Otite moyenne ; ostéo-périostite de l'apophyse mastoïde, *Traité de chirurgie*, t. IV, p. 661 et 723, Paris, 1891.

tion écailleuse du temporal. Dans un cas de cette nature, où j'ai pu faire l'examen nécroscopique de l'oreille, j'ai trouvé le périoste de la caisse, du conduit auditif, de l'apophyse mastoïde, de la fosse temporale, détaché de l'os sous-jacent qui présentait une vascularisation manifeste. » Pour la périostite de l'apophyse mastoïde plus spécialement, M. Duplay ajoute : « L'inflammation se propage du périoste de la caisse et du conduit auditif au périoste des parties avoisinantes et principalement de l'apophyse mastoïde et de la fosse temporale, ainsi qu'il est facile de le comprendre si on songe que le conduit auditif osseux se continue directement par sa partie postéro-supérieure avec la surface externe de l'apophyse et de la fosse temporale. On ne saurait trouver un obstacle à cette propagation dans l'insertion de la portion cartilagineuse du conduit, car elle se fait au moyen de trousseaux fibreux, plus ou moins séparés les uns des autres, mais laissant toujours entre eux des espaces celluleux assez larges. Cette périostite de l'apophyse mastoïde, par propagation d'une périostite de la caisse, est assez fréquente chez les enfants dont le conduit auditif osseux est à peine développé et dont la caisse du tympan se trouve presque de niveau avec l'os temporal. »

Il est incontestable qu'il existe des otites périostiques répondant exactement à la description si précise que nous venons de reproduire. Nous ajouterons même que des décollements de ce genre peuvent compliquer une otite moyenne chronique du type ordinaire. Par exemple, l'un de nous a opéré à l'hôpital Trousseau un enfant dont l'otorrhée fétide et intermittente avait de 2 à 3 ans de date. Cinq semaines avant l'entrée à l'hôpital, la région mastoïdienne avait commencé à gonfler et l'enfant nous fut présenté porteur d'une fistule consécutive à une incision récente. Le stylet introduit par le conduit arrivait sur la paroi postérieure dénudée ; par la fistule, il rencontrait en avant l'os dénudé ; or l'incision franche et typique prouva que l'apophyse mastoïde, en retrait sur l'écaille, était dure, éburnée, non dénudée ; que la poche sous périostique s'étendait vers la fosse temporale et vers le conduit. En suivant le stylet, on fut mené directement dans la caisse, qui fut ouverte par le procédé de Stacke, et en moins de 6 semaines, l'enfant était absolument guéri.

OBSERVATION I. — *Otite moyenne chronique.* — *Abcès rétro-auriculaire sans mastoïdite.* — *Opération de Stacke.* — *Guérison.*

Gesl. Charles, 7 ans 1/2, entre le 23 *septembre* 1893 à l'hôpital Trousseau, salle Denonvilliers. Cet enfant, dont le père est mort d'une maladie aiguë et dont la mère est bien portante, a eu la rougeole il y a 18 mois ; mais il y a déjà 2 à 3 ans que son oreille coule abondamment, quoique avec intermittences. Le pus est fétide. Il y a 5 semaines, la région mastoïdienne a commencé à gonfler, l'enfant a perdu l'appétit, a eu de la fièvre, sans délire, et le 16 septembre on l'a mené à l'hôpital St-Louis où on a incisé l'abcès. L'incision restant fistuleuse, l'enfant est amené à l'hôpital Trousseau.

Actuellement, il y a une otorrhée abondante et fétide ; l'empâtement et la douleur rétro-auriculaire ont disparu. A un travers de doigt en arrière de la moitié supérieure du sillon rétro-auriculaire, existe une incision longue de 1 cent. 1/2, par laquelle ne sort à peu près rien. Le stylet introduit dans le conduit arrive sur la paroi postérieure dénudée ; dans la fistule il rencontre aussi, en avant, de l'os dénudé.

Le 24 *septembre*, incision de toute la hauteur du sillon rétro-auriculaire et débridement transversal au milieu de la lèvre postérieure. J'entre ainsi dans une poche d'abcès qui se prolonge surtout en haut et au-dessus de l'oreille, vers la fosse temporale ; l'os n'apparaît pas du premier coup au fond de la plaie. Après incision du périoste et rugination exacte, je vois l'apophyse blanche, partout dure, sans pertuis fongueux, d'aspect éburné. Au-dessus de la base, le temporal fait saillie, d'où une sorte de sillon au milieu duquel est une dépression où adhère fortement un trousseau fibreux. Ce tissu une fois ruginé, il reste une corticale partout dure, où le stylet ne rencontre aucun pertuis. Par contre, le grattage des fongosités me mène entre le conduit osseux et le conduit cutané décollé ; il ne reste plus trace du tympan. Le conduit osseux a une forme triangulaire à sommet supérieur, la paroi postéro-supérieure y bombant. Le protecteur est alors introduit dans l'attique, dont la paroi est enlevée au burin et au maillet ; cette paroi est remarquablement dure et épaisse.

Par le curettage de la caisse, je ramène des fongosités, abondantes surtout vers la trompe, et un reste de l'enclume. Cela fait, j'ai cherché le canal de l'antre et n'ai pu le trouver avec la pointe du stylet. Le conduit a été fendu, puis tamponné à fond et serré ; l'incision a été suturée, sauf l'angle inférieur par lequel est mise une mèche. Pansement comme d'habitude. Les fils et la mèche ont été retirés le 8e jour, il n'y a jamais eu de suppuration et l'enfant est parti en convalescence pour Laroche le 13 *novembre*, entièrement guéri.

La température rectale n'a pas dépassé 37°7.

Dans cette observation, qui est unique parmi toutes celles que nous avons pu recueillir par nous-mêmes, un fait nous paraît important à relever : l'atrophie et l'éburnation de l'apophyse mastoïde. Ne sera-ce pas surtout lorsque le pus ne trouvera pas de cellules mastoïdiennes où se propager qu'il ira, comme dans le cas précédent, se porter vers la région temporo-mastoïdienne en décollant le périoste du conduit? Et à supposer que, des cellules mastoïdiennes existant, le décollement se produise, ne serait-il pas prudent d'ouvrir cependant ces cellules, dont les autopsies déjà citées de Politzer nous prouvent l'infection constante? Cette opinion nous paraît être la bonne, et dès lors, nous attribuons une grande importance, à la fois théorique et pratique, à l'éburnation de l'apophyse.

Mais lorsque l'apophyse n'est pas creusée de cellules, il est de règle que l'antre existe, et près de lui les cellules dites « limitrophes » qui sont au contact du conduit. Aussi, avant de conclure avec certitude à la non participation de l'apophyse, faut-il avoir examiné très attentivement la région. Ainsi, nous relaterons plus loin une observation dans laquelle l'un de nous a opéré une mastoïdite limitée aux cellules limitrophes et dans laquelle, la pointe de l'apophyse étant éburnée, la lésion en avait d'abord imposé pour un furoncle du conduit (obs. X).

Avant de terminer ce chapitre, nous devons résumer brièvement un travail que M. Pauzat vient de faire paraître, tout récemment, sur l'ostéomyélite du temporal (1) et dans lequel, tout en aboutissant à des conclusions pratiques assez analogues aux nôtres, il cherche à démontrer qu'il faut comparer l'ostéomyélite du temporal à celle des os longs ; qu'après une effraction même légère de la fibro-muqueuse de la caisse, l'infection de l'os sous-jacent peut se produire et s'étendre avec une rapidité parfois remarquable ; que l'abcès intra-mastoïdien n'est pas l'intermédiaire obligé pour qu'une otite aboutisse à la phlébite du sinus latéral et à l'infection purulente, mais qu'alors il y a ostéomyélite.

Qu'il puisse y avoir ostéite suppurée, et même très grave et très étendue, par infection du rocher et de la mastoïde partie d'un point dénudé après destruction de la muqueuse, la chose est certaine. Mais est-ce à dire qu'il faille individualiser ainsi une sorte d'entité morbide, l'ostéomyélite du temporal par-

____

(1) J. E. Pauzat, De l'ostéomyélite du temporal comme complication de l'otite moyenne suppurée, *Ann. des mal. de l'or. et du larynx*, sept. 1893, n° 9, p. 754.

tielle ou totale, aiguë ou subaiguë? Nous ne le pensons pas.

Une première différence, du plus haut intérêt, sépare cette ostéomyélite de celle des os longs, à laquelle M. Pauzat entend la comparer : nous ne faisons allusion, ainsi que M. Pauzat d'ailleurs, qu'à l'ostéomyélite spontanée de ces os longs. C'est que ces os longs sont infectés après une inoculation à distance, tandis qu'ici il s'agit d'une inoculation directe. Dans l'ostéomyélite de l'adolescence, on voit le fémur être pris, par exemple, à la suite d'un furoncle de la face, qui a servi de porte d'entrée au staphylococcus pyogenes aureus ; ici, au contraire, le pus provient de la muqueuse qui tapisse les cavités du temporal lui-même. Si l'on veut établir une comparaison, que l'on songe aux ostéites des mâchoires consécutives aux caries dentaires pénétrantes. Au sens anatomique du mot, c'est de l'ostéomyélite, à tous les degrés possibles d'acuité, avec toutes ses conséquences possibles, depuis le simple abcès gingival jusqu'à la nécrose aiguë et totale. Mais pour le praticien, quel fait domine? La notion de la porte d'entrée. La prophylaxie est toute puissante, si l'on traite, si l'on obture, si l'on arrache en temps voulu les dents cariées. De même pour le temporal, si l'on désinfecte en temps voulu les cavités de l'oreille moyenne, et en particulier les cellules mastoïdiennes, comme d'ailleurs M. Pauzat est le premier à le conseiller. Mais nous ne croyons pas, malgré M. Pauzat, qu'il faille mettre en parallèle cette trépanation, destinée à aseptiser le point de départ de l'infection et celle qui, dans l'ostéomyélite spontanée des os longs, ouvre le canal médullaire, point d'arrivée de l'infection. Ce que le praticien doit retenir, c'est que la trépanation mastoïdienne est avant tout préventive des accidents graves auxquels aboutit l'ostéite partielle ou totale du temporal. D'où cette notion qu'il faut intervenir de bonne heure, sans laisser aux complications le temps de se déclarer : l'ostéomyélite du temporal est une conséquence des otites moyennes mal soignées, avec ou sans mastoïdite (le plus souvent avec mastoïdite) et l'intérêt principal des trois observations personnelles recueillies par M. Pauzat dans le service de Gaujot est de nous montrer avec une netteté parfaite à quels dangers sont exposés les malades lorsqu'on ne pratique pas en temps voulu l'ouverture de la mastoïde, indiquée cependant par des phénomènes locaux et généraux. Ce qui n'est d'ailleurs pas un reproche, car en 1878, date où les observations furent recueillies, la trépanation de l'apophyse était loin d'être aussi fréquemment pratiquée et surtout aussi bien réglée qu'aujourd'hui.

Même actuellement, d'ailleurs, l'intervention est parfois trop longtemps différée, et l'un de nous a observé cinq malades qui ont succombé pour avoir été opérés trop tard. On trouvera à la fin de ce volume (obs. XCIX à XCV) le résumé de leur histoire, qui sera publiée ailleurs *in extenso* (1).

§ 2. — **Symptômes**.

L'inflammation des cellules mastoïdiennes peut venir compliquer toute otite moyenne suppurée, aiguë ou chronique. D'autre part, elle-même peut être d'une acuité variable, si bien que parfois elle est latente. Mais comme nous nous plaçons surtout au point de vue des indications thérapeutiques et opératoires, nous laisserons dans l'ombre pour le moment, dans notre tableau clinique, les mastoïdites chroniques et latentes, et nous ne nous occuperons actuellement que des mastoïdites aiguës et des abcès mastoïdiens. Il y a là, en effet, un ensemble clinique important à mettre en relief. Disons encore que nous ne visons pas, dans notre description, les signes à l'aide desquels on peut démontrer que les cellules sont prises dans presque tous les cas d'otite moyenne suppurée. Nous ne nous occuperons que des cas où, en conséquence des modifications anatomiques que nous avons exposées au début du paragraphe précédent, une mastoïdite se met à évo-

(1) A. Broca, Ostéites diffuses du temporal, *Bull. de la Soc. Anat.*, Paris, 1895.

luer pour ainsi dire pour son propre compte et où, dès lors, la complication prime la maladie.

Lorsque, dans le cours d'une otite moyenne suppurée, les phénomènes inflammatoires envahissent l'apophyse mastoïde, les symptômes de cette complication deviennent tout de suite assez marqués pour reléguer au second plan les signes qui accompagnent la simple otite moyenne. L'état général, qui était assez bon tant que la caisse était seule prise, devient brusquement plus mauvais ; on observe de la fièvre, des frissons variables d'ailleurs comme intensité. Il est rare que la température dépasse 40°, et quelquefois pendant toute l'évolution de la maladie elle reste normale, ou à peu près, aux environs de 37°. Il est exact que parfois on voit des sujets qui portent un volumineux abcès mastoïdien et chez lesquels l'état fébrile paraît remarquablement léger ; mais peut-être si l'on était plus souvent consulté tout à fait au début, alors qu'il n'y a pas encore d'abcès rétroauriculaire, constaterait-on plus souvent une hyperthermie plus accusée. Quelquefois, dans ces conditions, l'état général est rapidement très grave, et nous signalons à cet égard notre observation II ; on y lira l'histoire d'un enfant qui, au 5e jour d'une otite suppurée, fut pris de mastoïdite et au 6e fut apporté à l'hôpital Trousseau à peu près dans le coma, avec 40° de température ; la trépanation, pratiquée d'urgence, donna issue à un peu de pus entourant le sinus latéral, et dès le lendemain matin la température tombait à 37°, pour n'en plus bouger.

OBSERVATION II. — *Mastoïdite avec symptômes de méningite. — Trépanation de l'apophyse et de la caisse. — Guérison.*

Franq.. (Émile), âgé de 7 ans, est entré le 10 *juin* 1893 à l'hôpital Trousseau, salle Denonvilliers.

On note les antécédents suivants : à 5 ans, il a eu une grande fièvre ; à 6 ans, la rougeole. Il y a 5 ou 6 mois, il a fait une chute sur la tête : à ce moment, il n'a pas eu d'otorrhagie. Quinze jours après, sans avoir aucun écoulement, il s'est plaint

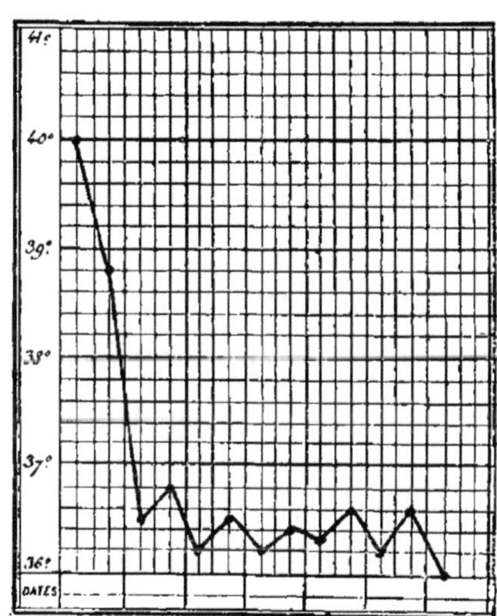

de l'oreille droite, mais ces douleurs n'ont pas tardé à disparaître, et l'enfant s'est très bien porté jusqu'au 3 juin. Il est à signaler toutefois que depuis quelque temps il était atteint d'un coryza rebelle, avec voix nasonnée et ronflement la nuit.

Le 3 juin, après s'être promené toute la journée, il se plaignit de souffrir beaucoup de l'oreille droite ; en même temps il avait une forte fièvre. Le 5 juin, après une légère accalmie, les douleurs reprirent, plus violentes encore et dans la journée l'oreille donna issue à un écoulement de pus jaune. Dans la nuit du 9 au 10, nouvel écoulement, cette fois constitué surtout par du sang. Le 10 au matin, la mère remarqua un gonflement derrière l'oreille et se décida à amener l'enfant à l'hôpital. Pendant toute la semaine, l'état fébrile s'était progressivement aggravé.

A l'entrée, la température marquait 40° ; l'enfant n'avait pas conscience de ce qui se passait autour de lui, état typhique très accusé, délire ; pupilles égales, pouls régulier, lèvres et langue fuligineuses. On voit dans le conduit des croûtes sanglantes. Derrière l'oreille existe un œdème peu prononcé, mais l'apophyse est douloureuse à la pression, comme l'enfant en témoigne par un geste.

La trépanation fut pratiquée le jour même, à 4 heures du soir. Il n'y avait pas de pus sous le périoste. Les cellules, ouvertes au lieu d'élection, ne contenaient que quelques fongosités, mais en les curettant je trouvai que l'os était friable en arrière et en l'évidant je mis à nu le sinus latéral, autour duquel il y avait une petite quantité de pus fluide et sanguinolent. Cela fait, pour éviter à coup sûr toute rétention de pus, je trépanai et curettai le canal de l'antre et la caisse ; il y avait des fongosités ; mais les osselets étaient sains. Tamponnement à la gaze iodoformée comme de coutume.

Dans la soirée, la température était tombée à 38° 9 et le lendemain matin elle était à 37° 2 ; à partir de ce moment, elle ne bougea plus de 37° à 37° 5.

Le 1er pansement fut fait le 15 *juin*, il n'y avait pas de pus. L'enfant sortit et revint se faire panser deux fois par semaine. A partir du 18 *juin*, la cavité commença à suppurer.

19 *juillet*. — Le fond de la cavité bourgeonne bien et se comble. En bas, on voit l'apophyse blanche, nécrosée.

16 *septembre*. — Le sequestre est mobile et est extrait.

A partir du mois d'octobre, l'enfant fut ramené au pansement avec beaucoup moins de régularité.

20 *octobre*. — Il est revu avec un pertuis cicatrisé derrière l'oreille. Il y a un peu d'otorrhée. Glycérine phéniquée.

13 *avril* 1894. Aucune otorrhée. Cavité épidermisée jusque dans la caisse et ouverte derrière l'oreille.

L'examen bactériologique du pus, pratiqué par M. Péron, a révélé la présence du streptocoque.

En même temps que la fièvre s'allume, plus ou moins intense, ou même sans fièvre, les douleurs qui avaient présidé au début de l'otite aiguë et qui avaient cédé après la perforation de la membrane, se montrent à nouveau, tantôt sourdes et constantes, tantôt avec des exacerbations surtout nocturnes. Spontanées, ces douleurs siègent d'une façon fixe en arrière du conduit et de là elles irradient en diverses directions, vers l'occiput, le cou, la nuque, vers la face, quelquefois, dit Politzer, vers les dents, vers l'épaule. La mastication peut être douloureuse, ce qui est en relation avec un certain degré d'inflammation du conduit osseux et par conséquent de la cavité glénoïde de l'articulation temporo-maxillaire.

Dans son mémoire déjà cité, M. Pauzat insiste sur la valeur de ce symptôme pour faire diagnostiquer à son début ce qu'il appelle l'ostéomyélite aiguë et totale du temporal. Il est évident qu'il était particulièrement marqué dans les trois observations personnelles où l'auteur nous met sous les yeux cette ostéomyélite, avec ses conséquences les plus graves. Mais depuis que nous avons eu connaissance du mémoire de M. Pauzat, nous avons recherché ce symptôme et nous l'avons trouvé assez net chez une femme atteinte d'un simple abcès mastoïdien (obs. XXIX).

Les mouvements de la tête exagèrent les souffrances, et on ne s'en étonnera pas si l'on songe que plusieurs muscles du cou — le splénius, le sterno-cléido-mastoïdien, le petit complexus et le digastrique — s'insèrent sur l'apophyse enflammée. De là peut résulter, par contraction instinctive cherchant à immobiliser la région, une sorte de torticolis, où la part principale revient en général au sterno-mastoïdien, mais où l'attitude n'est cependant pas toujours déterminée avec netteté, vu l'antagonisme qui existe à certains égards entre le splénius et le sterno-mastoïdien : aussi comprend-on qu'en règle générale il y ait surtout inclinaison de la tête du côté malade, la rotation étant souvent nulle ou à peu près. Radzich (1) a consacré une note spéciale à l'étude diagnostique et pronostique du torticolis au cours des otites moyennes ; d'après lui, il indique presque toujours une complication mastoïdienne, avec myosite du sterno-mastoïdien, mais on ne saurait être absolu, car il peut reconnaître une autre cause, notamment une adénite cervicale ; et Radzich cite un cas développé au cours de la rougeole sans qu'il y eût trace de périostite mastoïdienne. Ce torticolis est très net dans nos observations V et XXII.

Plus encore que les mouvements, la pression loca-

______

(1) Radzich, cité par Grandhomme, th. de doct., Paris, 1890, p. 25.

lisée exagère les douleurs ; sur toute la surface de la mastoïde, la pression est mal supportée, mais, et Schwartze y insiste avec raison, c'est surtout au-dessous de la *linea temporalis* ; et cela même alors qu'aucun changement ne s'est produit soit dans la coloration, soit dans la consistance des parties molles extérieures. Quelquefois, d'après Politzer, — qui, il est vrai, n'attribue pas à cette constatation une valeur absolue — la douleur à la pression se localise spécialement en un point qui indique le siège de l'abcès : à nos yeux cette dernière recherche n'est pas importante, car nous conseillons de toujours pratiquer la trépanation typique au lieu d'élection.

Au bout d'un temps assez variable, les téguments de la région mastoïdienne subissent des modifications dont on appréciera bien les phases initiales si on compare la région saine à la région malade. Normalement la peau est ici blanche, fine, facile à plisser entre les doigts : à un moment donné elle devient chaude, épaisse, peu mobile. Puis survient une tuméfaction œdémateuse, bientôt rouge, où le doigt laisse une impression en godet. Cet œdème peut s'étendre assez loin, envahir le pli rétro-auriculaire, et porter en avant le pavillon, dont la direction devient presque perpendiculaire au crâne. Toutefois, cette déviation extrême n'existe presque jamais, à moins qu'un abcès rétro-auriculaire ne se soit collecté.

Mais, avant d'étudier les diverses voies par lesquelles le pus tend à se faire jour à l'extérieur, il nous faut indiquer certains phénomènes qui se passent du côté du conduit et de la caisse.

Tout d'abord, l'écoulement purulent par le conduit : dans bon nombre de cas, le plus souvent peut-être, il diminue, il peut même cesser tout à fait. Nous nous sommes déjà expliqués, dans le paragraphe précédent, sur la conclusion que nous tirons de ce fait. Ici, nous sommes donc en désaccord avec Politzer (1), d'après lequel la suppuration de l'oreille est très abondante : « Ce n'est que rarement que j'ai vu cet écoulement se tarir, bien que les symptômes inflammatoires persistassent du côté de l'apophyse avec la même intensité. » Et plus loin (2) il ajoute : « Le plus souvent, une suppuration profuse indique la persistance et l'extension de l'abcès ; au contraire, on peut songer à une rétrocession de la lésion quand le pus devient moins abondant. J'ai cependant vu des cas où la cessation de l'otite moyenne se montrait en même temps que la perforation se reproduisait (se cicatrisait) tandis qu'au contraire ces symptômes morbides persistaient longtemps encore du côté de l'apophyse mastoïde. » Loin d'être l'exception, ces derniers faits sont la règle et nous ne pensons même pas que l'opinion de Politzer soit exacte

(1) *Loc. cit.*, p. 320.
(2) *Loc. cit.*, p. 321.

pour la mastoïdite grippale, spécialement étudiée dans le mémoire que nous citons. Quant aux abcès mastoïdiens en général, on n'a qu'à parcourir nos observations pour constater combien est fréquente la diminution et même la cessation de l'écoulement. Nous ajouterons qu'il n'est pas rare d'observer des enfants chez lesquels l'otorrhée a toujours été nulle ou insignifiante.

Si l'on pratique l'examen du conduit et du tympan avec le spéculum, on est tout d'abord frappé par une modification très particulière, que l'on a coutume d'appeler la « chute » de la paroi postéro-supérieure du conduit. C'est, en somme, l'analogue du gonflement œdémateux que nous venons de décrire à la face externe de l'apophyse, mais il est utile d'entrer dans quelques détails à propos de ce symptôme dont la valeur diagnostique est considérable (Schwartze, S. Duplay).

On sait que le conduit est formé par trois os : en avant, en bas, et en arrière par l'os tympanal, en haut par la portion écailleuse du temporal ; mais tandis qu'en haut et en avant la portion tympanale vient se souder à la portion écailleuse, en haut et en arrière il reste entre ces deux pièces un espace qui est comblé par la portion mastoïdienne du temporal, troisième os qui entre dans la composition du conduit. Cette portion mastoïdienne du temporal est creusée de cellules, les cellules limitrophes du conduit, cellules très superficielles, recouvertes d'une corticale très mince. Aussi, lorsqu'elles s'enflamment, il en résulte un gonflement de la paroi postéro-supérieure du conduit.

Cette « chute » de la paroi postéro-supérieure du conduit est très facile à apprécier au spéculum. Quelquefois, elle est très accentuée, assez pour transformer en un croissant à concavité postérieure la lumière du conduit, cas auquel on n'apercevra que très difficilement la membrane du tympan ; cet examen peut même devenir tout à fait impossible. D'après Politzer (1), ce symptôme a peu de valeur pour l'indication de l'ouverture opératoire de l'apophyse : ce qui n'est pas notre avis, ni celui de Schwartze.

Lorsque la « chute » de la paroi postéro-supérieure du conduit permet l'examen de la membrane, on peut trouver celle-ci soit intacte, soit perforée. Intacte, elle l'est dans deux conditions, soit qu'il n'y ait jamais eu de perforation et d'otorrhée, soit que la perforation se soit oblitérée, et nous avons déjà donné notre observation **LIV** comme exemple de cette catégorie de faits. Mais en général on constate une perforation. Perforation souvent petite, bouchée par un liquide épais et pulsatile, quelquefois obturée par une excroissance polypiforme qui fait hernie à travers elle. Ce dernier point, sur lequel

(1) *Loc. cit.*, p. 320.

Schwartze insiste, nous paraît aussi d'une importance capitale. Dans ces cas, l'agrandissement de la perforation, l'ablation du polype permettent au pus de trouver libre écoulement par le conduit, et nous verrons en parlant du traitement que cette intervention peut, lorsqu'elle est précoce, faire céder les accidents de mastoïdite. D'autres fois, la perforation est bien restée béante et se trouve en bonne place, mais il ne s'en écoule que peu ou pas de pus : c'est qu'alors la rétention mastoïdienne a pour cause principale l'obstruction du canal de l'antre.

ÉVOLUTION SPONTANÉE. MIGRATION DU PUS. — Si l'on abandonne à elle-même la mastoïdite plus ou moins aiguë, que nous venons de décrire à la période où le pus est encore contenu à l'intérieur des cavités naturelles de l'oreille moyenne, la résolution spontanée est possible : peu à peu diminuent la douleur et l'œdème, et finalement le malade guérit. Souvent, il est vrai, c'est plutôt une rémission et Politzer (1) insiste sur les cas dans lesquels « tout l'ensemble symptomatique avait disparu pendant quelque temps et où les symptômes de la formation de l'abcès reparaissaient brusquement et avec une violence telle que l'opération s'imposait d'urgence. » On se gardera donc de croire trop tôt le malade à l'abri des accidents.

(1) *Loc. cit.*, p. 321.

En tout cas, d'ailleurs, cette résolution spontanée ou par le traitement est l'exception, et si l'on abandonne la lésion à elle-même, le pus tend à se faire jour au dehors, en se portant vers les faces externe, interne ou postéro-supérieure des cellules mastoïdiennes, c'est-à-dire vers la peau, vers les parties profondes du cou, vers le sinus latéral et l'encéphale. Nous réservons pour les considérations diagnostiques auxquelles il donne lieu l'abcès des cellules limitrophes du conduit. Comme, d'autre part, l'étude symptomatique, diagnostique et thérapeutique des complications intra-crâniennes des otites moyennes suppurées (1) nous entraînerait trop loin de notre sujet et exigerait, à vrai dire, un mémoire spécial, il nous reste à parler des migrations que l'on peut appeler externes : l'une banale, avec l'abcès rétro-auriculaire classique ; l'autre assez rare, mais fort intéressante, avec un abcès cervical profond.

(1) Voyez A. Broca et O. Maubrac, Des complications intra-crâniennes des otites moyennes suppurées, envisagées spécialement au point de vue de leur traitement, Mémoire couronné par la *Société de chirurgie*, Prix Laborie, 1893. Ce mémoire fait partie d'un traité de *Chirurgie cérébrale* actuellement sous presse. — A. Broca, Les abcès encéphaliques consécutifs aux suppurations de l'oreille, *Gaz. hebd. de méd. et chirurg.*, 1893, n° 38, p. 445. — A. Broca, Abcès du cerveau et méningites consécutifs à des suppurations de l'oreille moyenne, *Bull. de la Soc. anat.*, 1894, p. 561. — A. Broca, Les complications intra-crâniennes des otites moyennes suppurées, *Rev. prat. d'obst. et de pœdiatrie*, Paris, 1894, p. 206, 225 et 289.

1° *Abcès mastoïdien rétro-auriculaire*. — Lorsque doit se collecter un abcès rétro-auriculaire, le gonflement œdémateux augmente, la peau s'empâte et prend une coloration rouge violacée et bientôt dans ce gonflement se localise pour ainsi dire une saillie capable d'acquérir le volume d'une pomme d'api ou d'un œuf. En palpant cette tumeur, qui d'ordinaire est un peu moins douloureuse à la pression que l'apophyse ne l'était au début, on y constate de la mollesse, de la fluctuation peu à peu plus nette et plus superficielle. Dans son mémoire M. Pauzat (1), en parlant des abcès mastoïdiens, dit qu'avant la formation de la collection extérieure, la coque osseuse étant distendue, « on peut sentir le soulèvement et l'affaissement sous la pression de la lame externe de l'apophyse mastoïde. » C'est un symptôme que nous n'avons jamais constaté sur les nombreux malades, à toutes les périodes, que nous avons examinés.

C'est lorsque le pus est collecté que l'oreille est au maximum décollée, portée en avant.

J. L. Petit a dit que par une pression méthodique on pouvait vider dans la caisse les abcès mastoïdiens. La fluctuation rétro-auriculaire cesse alors, en même temps qu'on constate un écoulement abondant par le conduit ; que l'on ordonne, au contraire, au malade de faire un effort et l'on verra se reformer la collec-

____

(1) *Loc. cit.*, p. 783.

tion rétro-auriculaire. Ce symptôme peut exister, mais il exige que la mastoïde se soit spontanément trépanée en une large perforation et que de plus le canal de l'antre soit libre et de grand diamètre. Or, ces conditions sont rares. D'autre part, c'est une recherche à proscrire lorsque la pression est douloureuse, car elle ne conduit, quoiqu'on en ait dit, à aucune conclusion pratique. Chez un de nos malades, nous avons fait cette constatation, qui sautait aux yeux dès qu'on mettait le doigt sur la région rétro-auriculaire, mais il s'agissait d'un cas tout particulier, chez un enfant que l'un de nous avait trépané plusieurs mois auparavant et dont l'otite chronique, insuffisamment soignée ensuite, avait provoqué une récidive de l'abcès rétro-auriculaire : et la cicatrice s'est soulevée en une bosselure blanche, grosse comme une noisette, indolente, que la plus légère pression vidait par le conduit. Mais on n'oubliera pas que cette apophyse avait subi une large trépanation chirurgicale, et ce n'est pas à comparer aux perforations spontanées. C'est un symptôme rare dans les mastoïdites aiguës des otites moyennes aiguës ; il l'est beaucoup moins dans les abcès mastoïdiens des otites moyennes chroniques. Cela est facile à comprendre, car dans les cas aigus il est exceptionnel de trouver dans la corticale un trou de diamètre notable, tandis que cela est assez fréquent dans les vieilles fistules.

OBSERVATION III. — *Abcès mastoïdien ; trépanation de l'apophyse, pansements irréguliers. — Récidive. — Abcès se vidant par le conduit. — Trépanation de l'apophyse et de la caisse. — Guérison.*

Gov.., Georges, entré le 13 *janvier* 1893 à l'hôpital Trousseau, salle Denonvilliers.

Père sourd-muet, bien portant ; mère bien portante ainsi qu'un frère de 14 ans. Né à terme, le malade s'est bien porté jusqu'à ces dernières semaines. Il eut alors une scarlatine et à la période de desquamation fut pris d'otorrhée ; 7 à 8 jours plus tard apparut, sans fièvre, un abcès rétro-auriculaire pour lequel l'enfant fut apporté à l'hôpital.

Le 14 *janvier* 1893, ouverture de l'apophyse.

Le 1er *février*, l'enfant étant en bonne voie, fut emmené par sa mère, malgré notre avis, parce que la coqueluche régnait dans la salle ; et elle ne le ramena pas au pansement.

C'est seulement au mois d'août, paraît-il, que la plaie fut cicatrisée, mais il persistait de l'otorrhée. Vers la fin d'octobre, l'enfant ressentit quelques douleurs, et le 16 *décembre* 1893 il fut ramené à l'hôpital avec un abcès rétro-auriculaire gros comme une noisette, soulevant la cicatrice amincie. Une pression légère vidait cette poche, et on voyait le pus s'écouler alors en abondance par le conduit.

L'abcès ayant été incisé, la mastoïde fut trouvée ouverte. Après curettage de cette cavité, j'entrai dans la caisse par le procédé habituel ; extraction de l'enclume, dont les deux branches sont rongées ; le marteau n'a pas été vu. Large fente du conduit, dont les deux angles sont suturés à l'incision postérieure. Tamponnement comme de coutume.

L'enfant, qui cette fois, n'a pas été hospitalisé, est revenu au pansement régulièrement deux fois par semaine. Pendant les premiers jours, la suppuration a été assez abondante, mais elle n'a pas tardé à diminuer.

Le tamponnement a toujours été fait surtout par le conduit.

Le 25 *février*, le conduit bien dilaté ne suppure plus. La cavité postérieure est réduite à une surface granuleuse large comme une lentille. A partir de ce moment, l'état local a toujours été bon, mais il persistait, vers la pointe de l'apophyse, une fistulette intarissable, sans que rien coulât par le conduit. Le 28 *octobre* 1894, en faisant un pansement, on trouva au fond de la fistulette un crin de Florence, qui fut coupé. Le 29 *octobre*, la fistule était fermée. En *février* 1895, la guérison se maintenait.

Le siège de ces abcès est assez variable. Dans la majorité des cas, ils occupent la partie supérieure de l'apophyse, en arrière du conduit, parfois même au-dessus de lui, gagnant vers la fosse temporale, soulevant et effaçant le sillon rétro-auriculaire. Quelquefois la bosselure apparaît à la face externe du pavillon, soulevant les cartilages et effaçant les plis à la région supérieure du conduit, et de ce point à l'abcès rétro-auriculaire on perçoit la fluctuation.

Chez d'autres malades, c'est à la pointe de l'apophyse que se forme l'abcès, alors en général plus petit, séparé du pavillon par le sillon rétro-auriculaire conservé. Nous donnerons comme exemple de cette forme nos observations IV, LIV. Quelquefois même la pointe paraît libre, le pus étant descendu dans la partie supérieure de la gaîne du sterno-mastoïdien (obs. V).

OBSERVATION IV. — *Abcès mastoïdien à la pointe de l'apophyse. — Trépanation. — Guérison.*

Rond... (Angèle) âgée de 7 ans, est entrée à l'hôpital Trousseau le 22 *avril* 1893, pour une tumeur blanche du genou gauche, vieille d'environ 4 ans, actuellement fistuleuse et en attitude vicieuse.

Son père et son frère sont morts tuberculeux.

Le 5 *juin*, sans avoir été averti par une otorrhée préalable, on constate un gonflement situé au sommet de l'apophyse mastoïde. La peau est rouge, il y a de l'empâtement, le sillon rétro-auriculaire n'est pas effacé et vu l'absence d'otorrhée, je diagnostique plutôt un adénophlegmon du ganglion mastoïdien, tout en faisant quelques réserves pour un abcès mastoïdien.

Le 7 *juin*, la fluctuation étant nette, j'incise l'abcès et j'explore l'apophyse que je trouve dénudée au sommet. Je la trépane au lieu d'élection, les cellules renfermaient du pus. Le canal de l'antre paraissant sain, la caisse n'a pas été ouverte. Tamponnement sans suture.

Les pansements ont été faits comme de coutume, tous les 4 ou 5 jours, et la guérison était complète le 31 *juillet*.

31 *décembre* 1893. — L'enfant est toujours dans le service pour sa tumeur blanche du genou. La mastoïde est en excellent état. Cicatrice blanche, linéaire, absolument cachée par le pavillon.

30 *septembre* 1894. — Même état.

OBSERVATION V. — *Abcès mastoïdien dans ·la gaine du sterno-cleïdo-mastoïdien. — Trépanation. — Guérison.*

Mart..., 16 ans fut prise en avril 1893 de la grippe et, à la suite, d'un écoulement de l'oreille droite qui survint après de vives douleurs et fut traité en province par des lavages. Au bout d'un mois, l'écoulement était le même, mais la malade se plaignait de vives douleurs dans toute la tête du côté droit. En même temps, il se produisait un gonflement en arrière de l'oreille. Elle nous fut amenée après une dizaine de jours. Nous constatons que le pavillon est porté en avant, qu'il siège en arrière de lui une tumeur peu volumineuse mais qu'on nous dit avoir diminué depuis 2 ou 3 jours en même temps que les douleurs se sont calmées. Aujourd'hui la véritable tumeur siège au-dessous de la pointe de l'apophyse, formant une masse allongée le long du sterno-mastoïdien. On ne trouve pas de fluctuation, mais une certaine rénitence dans toute cette région. La peau a conservé sa coloration normale, la tête est immobilisée par une sorte de torticolis.

Perforation assez grande de la membrane du tympan par laquelle il ne s'écoule aucun pus. La douche d'air produit le bruit de perforation mais ne chasse pas de liquide.

Nous diagnostiquons une mastoïde dont la trépanation s'est faite spontanément et dont le pus a fusé dans la gaine du sterno-mastoïdien.

Opération le 14 *juin* 1893. Grande incision descendant plus bas que la pointe et allant rejoindre le sillon rétro-auriculaire, tissus épais, légèrement infiltrés. Dans la gaine du muscle, tout à fait en haut, petite collection purulente, moins copieuse que ne l'aurait fait soupçonner le volume de la tumeur, et on tombe en haut sur une perforation de la corticale de 1/2 centimètre carré au moins qui conduit dans les cellules pleines de pus, de granulations, et de quelques débris osseux. Curettage, tamponnement de la cavité avec suture des extrémités de l'incision.

Pansement après 8 jours d'apyrexie. Bon état de la plaie. Pansements répétés de quatre en quatre jours et au bout d'un mois la malade repartait guérie, la perforation du tympan était fermée et l'audition normale.

La première forme est la plus fréquente, disons-nous. Nous n'avons, en particulier, observé qu'elle chez l'enfant en bas âge, ce qui est naturel d'après ce que nous savons sur l'anatomie des cellules mastoïdiennes, réduites à l'antre à cette époque de la vie.

En même temps que se constitue l'abcès extérieur, il se produit en général une détente des symptômes locaux et généraux. La fièvre se modère, la température ne dépasse guère 38, 38°5, et même souvent reste aux environs de 37°, ne dépassant la normale que de quelques dixièmes de degré, les souffrances s'amendent, tout en étant toujours assez vives, il est vrai.

Si l'abcès est abandonné à lui-même, il s'ouvre à un moment donné, après perforation de la peau, et le patient ressent un bien-être souvent considérable. Mais nous nous hâterons d'ajouter que cette évolution spontanée aboutit presque toujours au soulagement et non à la guérison, qu'après elle il persiste à la fois une otorrhée chronique et une fistule mastoïdienne dont nous chercherons à faire voir, dans le chapitre suivant, les inconvénients et les dangers ; et quand nous étudierons le traitement, nous tenterons d'établir que l'incision simple, dite de Wilde, ne vaut guère mieux que l'ouverture spontanée.

Voici une observation montrant, parmi bien d'au-

tres, comment l'ouverture spontanée aboutit à la
fistule.

OBSERVATION VI. — *Fistule mastoïdienne consécutive à un
abcès ouvert spontanément. — Trépanation de l'apophyse
et de la caisse. — Guérison.*

Len. Mathilde, 6 ans, est entrée le 5 *mai* 1893 à l'hôpital
Trousseau, salle Giraldès.

Cette enfant qui a été opérée à l'âge de 4 ans d'une tumeur
au front, dont on voit encore la cicatrice, a eu à l'âge de 2 ans
la rougeole. Un an après environ a débuté une otorrhée bientôt suivie d'un gonflement rétro-auriculaire qui n'a pas tardé
à s'ouvrir spontanément. On songeait à faire soigner l'enfant,
lorsqu'elle eut une fièvre typhoïde, pour laquelle elle resta à
l'hôpital Trousseau du 26 *juillet* au 22 *août* 1892.

A son entrée dans le service de chirurgie, otorrhée abondante et fistule mastoïdienne rétro-auriculaire.

Le 21 *mai* 1893 incision rétro-auriculaire. La mastoïde est
trouvée spontanément trépanée ; curettage des fongosités,
ouverture large et curettage de la caisse. Les osselets n'ont pas
été vus.

L'enfant est sortie de l'hôpital le 7 *juin* puis elle est venue
se faire panser à la consultation ; guérison à la fin de *novembre* 1893.

28 *janvier* 1894. — La cicatrice mastoïdienne est solide, un
peu déprimée. Il persiste un peu d'otorrhée.

2° ABCÈS MASTOIDIEN CERVICAL. — Lorsque le pus
se porte vers la face interne — perforée ou simplement dénudée — de la partie saillante de la mastoïde, il constitue un empâtement douloureux, puis

un abcès fluctuant dans la partie supérieure du cou, abcès qui fuse le long des insertions du digastrique, à la face profonde du sterno-mastoïdien et qui surtout occupe la région rétro-maxillaire sous forme d'un véritable abcès latéro-pharyngien pouvant même s'étendre jusqu'à la nuque. De là il peut fuser dans toute la région latérale du cou, voire jusque dans le médiastin (Zaufal, Jacobi) (1). Pendant ce temps, la face externe de l'apophyse est d'apparence normale, mais douloureuse à la pression.

Cet abcès, par son étendue, par sa profondeur, par ses connexions vasculo-nerveuses, est incomparablement plus grave que le vulgaire abcès rétro-auriculaire et si l'on étudie les observations publiées, on constate qu'elles donnent une mortalité considérable.

C'est Bezold (2) qui, paraît-il, a le premier insisté sur cette forme de mastoïdite avec abcès cervical supérieur et profond. Depuis, plusieurs travaux ont été publiés. Moos (3), par exemple, a vu 4 cas de cette variété, chez des hommes de 24 à 53 ans, dont 3 consécutifs à des otites moyennes récentes ; il a eu deux morts et deux guérisons. Les morts sont survenues

(1) Voy. une observation récente de M. Wilson (de Bridgeport), *Société otol. amér.*, mai 1894, d'après *Ann. des mal de l'or. et du lar.*, 1894, t. XX, p. 915.

(2) Bezold, *Deut. med. Woch.*, 1881, n° 28, p. 381.

(3) S. Moos, Sur la forme de mastoïdite décrite par Bezold et la thrombose du sinus latéral. *Arch. of otology.*, 1890, t. XIX, p. 161.

l'une avec des manifestations d'abcès cérébelleux, l'autre par des accidents septicémiques ; et l'un des malades guéris présenta des symptômes particulièrement graves, avec des frissons, avec des oscillations thermiques de 5°7.

Guye, qui a relaté deux cas analogues à la 2e réunion des otologistes belges, en 1891, nous apprend que chez un malade de Kisselbach le pus fusa vers le pharynx, donnant lieu à un abcès rétro-pharyngien. Dans ses deux observations personnelles, il a obtenu la guérison. La première nous fait constater un symptôme intéressant : les douleurs étaient atroces, le conduit était obstrué par des masses polypeuses ; et après ablation d'un de ces polypes, Guye vit que la pression sur l'abcès cervical provoquait un écoulement de pus par le conduit. L'histoire du second malade de Guye est la suivante : il s'agit d'un homme de 65 ans, qui à la suite d'une pharyngite fut pris d'otite suppurée à gauche avec mastoïdite ; 4 mois plus tard, la membrane du tympan était cicatrisée, il y avait un peu d'hypérostose de la paroi postérieure du conduit, et le malade se plaignait de vives douleurs le long du cou, tandis que l'apophyse était fort peu sensible ; il y avait un peu d'empâtement au cou ; la mastoïde fut trépanée, mais 15 jours après la température s'élevait, l'écoulement purulent devenait abondant, puis il se supprima brusquement tandis que la déglutition devenait difficile et qu'il se

formait un abcès rétro-pharyngien qui dut être ouvert ; puis deux autres abcès, qui se collectèrent plus
bas, furent incisés. Dans ce cas encore, la pression
sur le cou augmentait l'écoulement par l'oreille.

Cette migration vers le cou est possible même dans
les mastoïdites aiguës accompagnant les otites aiguës, et il en fut ainsi dans un cas rapporté par Moll
en 1892 à la 3° réunion des otologistes belges : un
homme de 50 ans eut l'influenza en décembre 1891 ;
dix jours après une otite moyenne bilatérale, quinze
jours plus tard un gonflement douloureux de la région mastoïdienne droite, bientôt étendu à la région
rétro-maxillaire, et le 20 février il fallait trépaner
l'apophyse et ouvrir l'abcès profond, après résection
de la pointe de l'apophyse.

Nous mentionnerons encore une observation, avec
mort par méningite et thrombose du sinus, publiée
l'an dernier par H. Knapp (1) et où l'autopsie mon-
tra nettement une perforation de la face interne de
l'apophyse.

Une autre variété de mastoïdite avec abcès cervical est représentée par l'observation de E. de Rossi,
à laquelle nous avons déjà fait allusion dans notre
étude anatomo-pathologique. Dans ce cas, présenté
par l'auteur à l'Académie de médecine de Rome, lors-

(1) H. KNAPP, Un cas de mastoïdite dite de Bezold, *Zeitschr. f.
Ohrenheilk.*, 1893, t. XXIV, p, 161. — Voy. aussi POMEROY, d'après
Ann. des mal. de l'or. et du lar., 1888, t. XIV, p. 580.

que l'on appuyait sur l'abcès cervical, le pus, collecté
à la partie inférieure du cou, refluait par le conduit
auditif externe, en remontant le long du faisceau
vasculo-nerveux, en traversant le trou déchiré postérieur, en pénétrant ainsi dans un abcès sous-dural,
puis en passant par une perforation de la paroi du
sinus sigmoïde pour s'écouler dans l'antre mastoïdien et enfin dans la caisse du tympan. Si l'on pré-
fère suivre la marche du pus dans le sens de son envahissement, on constate l'évolution suivante : otite
moyenne, mastoïdite, perforation de la paroi osseuse
du sinus latéral (gouttière sigmoïde), abcès sous-
dural ayant fusé au cou le long du paquet vasculo-
nerveux après avoir franchi le trou déchiré postérieur. Il est à noter que dans ce cas la membrane du
tympan était restée intacte. La guérison fut obtenue
par la trépanation de l'apophyse, l'évacuation de
l'abcès sous-dural et de larges et profondes incisions
au cou.

Dans nos observations personnelles, nous en avons
une qui se rapporte peut-être à un abcès mastoïdien
latéro-pharyngien (obs. VII). C'est celle d'une fillette qui fut présentée à l'hôpital Trousseau avec une
fistule mastoïdienne ; peu de jours après, elle fut
prise d'accidents dyspnéiques et un abcès latéro-pharyngien fut ouvert par voie pharyngienne, pour pa-
rer aux accidents les plus pressés. Puis, le pus s'étant
de nouveau amassé, les accidents reparurent ; alors

la mastoïde fut trépanée, et, dans la même séance,
l'abcès cervical fut largement ouvert par une incision parallèle au bord postérieur du sterno-mastoïdien. Le doigt introduit dans la poche alla jusqu'au
pharynx, mais en se portant vers la face interne de
la mastoïde il n'y sentit aucune dénudation, en sorte
que nous n'oserons pas affirmer qu'il ne se soit pas
agi d'un adénophlegmon concomitant.

OBSERVATION VII. — *Fistule mastoïdienne. -- Abcès latéro-
pharyngien. — Trépanation de l'apophyse et de la caisse.
Incision de l'abcès. — Guérison.*

Cret... Emilienne, 3 ans 1/2, est présentée le 24 avril 1893
à la consultation de l'hôpital Trousseau. Cette enfant a eu en
mars 1892 la coqueluche, puis en avril une rougeole « rentrée »
suivie presque immédiatement d'une fièvre typhoïde (?) Depuis,
elle ne s'est jamais rétablie, a eu de la gourme, des maux
d'yeux, des croûtes dans le nez. Six mois après environ, elle
a été prise, sans cause connue, d'otorrhée puis bientôt d'un
gonflement rétro-auriculaire qu'un médecin a incisé deux fois
et depuis deux mois il persiste une fistule.

L'enfant, dont les antécédents héréditaires sont bons (parents et un frère bien portants) est malingre, mal portante, a
de la fièvre de temps à autre. Fistule rétro-auriculaire à droite.
Nous l'adressons au Dr Lubet-Barbon pour examen de son
oreille. Elle se présente à la clinique le 25 avril, respirant mal,
ayant mal à la gorge, et M. Lubet-Barbon trouve en arrière
de l'amygdale droite un gonflement rénitent, dont l'incision
au bistouri donne issue à un flot de pus. A l'examen ostosco-
pique : membrane détruite, caisse pleine de granulations.

Soulagée par l'incision pharyngienne, l'enfant est amenée

le 1er mai à l'hôpital Trousseau où elle est admise (salle Giraldès) pour être opérée de sa fistule. L'abcès s'est reproduit.

Le 2 *mai*, trépanation de l'apophyse et de la caisse. Ablation
des osselets malades ; puis séance tenante, incision le long du
bord postérieur du sterno-mastoïdien et drainage large de l'abcès latéro-pharyngien.

Après cette intervention, pansement comme de coutume.

L'enfant a quitté l'hôpital le 4 *juin*, presque entièrement
guérie, et elle a été guérie après quelques pansements.

Elle est revue vers le milieu de *décembre*, pour un adéno-
phlegmon sous-maxillaire gauche (carie d'une molaire inférieure) qui est incisé. Guérison le 15 *janvier*. A cette date,
l'enfant, tout en restant sujette aux angines et aux coryzas, se
porte fort bien, mieux qu'elle ne l'a fait à aucune époque de
l'année qui a précédé l'opération.

Revue au mois de *septembre* 1894, en excellent état local et
général.

§ 3. — **Diagnostic.**

Le diagnostic, pour être complet, comporte la solution des deux problèmes suivants :

1° Existe-t-il une lésion apophysaire ?

2° Cette lésion est-elle d'origine auriculaire ?

Quant au diagnostic de l'état de la caisse, il est
directement lié à l'étude des indications thérapeutiques.

1° Existe-t-il une lésion apophysaire ? — Ce diagnostic doit être étudié dans trois cas différents :

A. Il n'y a pas de modification apparente des tissus
qui recouvrent l'apophyse.

B. Il y a un abcès ou un gonflement œdémateux de la région mastoïdienne.

C. Il y a un abcès du triangle maxillo-pharyngien.

A. Il n'y a pas de modification apparente des tissus qui recouvrent l'apophyse. — Les symptômes que nous venons de passer en revue existent presque toujours, mais non point toujours, et il faut bien savoir qu'il peut y avoir du pus dans les cellules mastoïdiennes sans qu'aucun gonflement, aucune rougeur n'atteignent la région rétro-auriculaire. Ces cas sont même les plus dangereux car c'est alors que, le pus ne se faisant pas jour au dehors à travers la couche corticale trop épaisse, on est parfois brusquement surpris par l'invasion des complications intra-crâniennes les plus graves.

C'est pour les faits de ce genre qu'il pourrait être précieux d'avoir des renseignements fournis par l'éclairage des cellules mastoïdiennes, par l'examen fonctionnel de l'ouïe (1).

Des recherches, sans doute, ont été faites dans ce sens. Caldwell (2), par exemple, introduit dans le

(1) FERRERI (*Lo Sperimentale,* nov. 1883) a conseillé la *ponction exploratrice.* C'est un procédé aveugle que nous repoussons, quoique d'après une observation publiée récemment par Chiucini son auteur ne semble pas y avoir renoncé. — EULENSTEIN (*Mon. f. Ohrenh.,* 1894, t. XXVIII, p. 73) après Kœrner, Moos aurait obtenu de bons renseignements par la percussion de l'apophyse, qui révèlerait de la matité. Nous restons sceptiques à l'égard de ce signe, dont l'auteur n'exagère d'ailleurs pas trop la valeur.

(2) C. W. CALDWELL, Transillumination of the mastoïd cells

conduit une petite lampe électrique munie d'une fenêtre que l'on tourne contre la paroi postérieure. Dès que la lampe est allumée, les cellules mastoïdiennes transparaissent, de la base de l'apophyse jusqu'à la pointe ; s'il y a du pus, la région reste au contraire opaque. Lorsque le conduit auditif est trop étroit, ou trop douloureux, on place la lampe en arrière de l'apophyse, et l'on juge d'après la présence ou l'absence d'un reflet rosé dans l'oreille moyenne et le conduit. Ce mode d'exploration spécial n'est pas encore entré dans la pratique et la rareté de son emploi ne permet pas de juger sa valeur définitivement. Mais on ne doit pas le rejeter *a priori*, car on sait quels progrès une méthode analogue a fait faire au diagnostic des abcès du sinus maxillaire (1).

Nous n'en dirons pas autant des recherches fondées sur l'exploration de l'audition ; l'intégrité de cette fonction est en effet contingente et dépend des conditions variables suivant lesquelles se fait la transmission des ondes sonores. Dans tel cas, l'audition est abolie, dans tel autre, elle est conservée, suivant que les manifestations du côté de la caisse continuent à l'état aigu ou diminuent, pendant qu'évolue la com-

as a means of diagnosis of mastoïditis interna suppurativa, *New-York medical journal*, 15 juillet 1893, t. II, p. 66.

(1) Voy. aussi URBANTSCHITSCH, *Soc. imp. roy. de méd. de Vienne*, 20 mai 1892, d'après *Wien. klin. Woch.*, 26 mai 1892, p. 315.

plication mastoïdienne. Nous ajouterons, tout en reconnaissant que nous n'avons pas encore mis ce procédé à l'épreuve, que nous avons une confiance médiocre dans l'avenir réservé au signe sur lequel a récemment insisté **V. N. Okouneff**, de Saint-Pétersbourg (1).

En cas d'abcès mastoïdien, il y aurait une diminution manifeste de la transmission osseuse du son dans la région occupée par l'abcès. Ce phénomène pourrait être constaté facilement au moyen d'un diapason qu'on fait vibrer sur le vertex du malade pendant qu'on ausculte le crâne à l'aide d'un tube otoscopique muni d'un entonnoir en caoutchouc de très petites dimensions promené sur différents points de l'apophyse mastoïde. S'il n'existe pas d'abcès, le son du diapason transmis par les os du crâne est perçu partout distinctement. Lorsque, au contraire, on se trouve en présence d'un foyer purulent mastoïdien, le son s'affaiblit considérablement dès que l'entonnoir du tube otoscopique arrive sur la région de l'abcès. Grâce à ce procédé, **M. Okouneff** aurait pu établir le diagnostic d'abcès mastoïdien chez 2 malades qui ne présentaient que des symptômes douteux de cette lésion et en déterminer le siège exact et l'extension, ce qui fut confirmé par la trépanation.

Jusqu'à nouvel ordre, nous concluons que le dia-

____

(1) V. N. Okouneff, *Vratch*, 1893, p. 1325 et 1353.

gnostic de ces mastoïdites sans modification apparente extérieure doit continuer à être porté avec les moyens vulgaires d'investigation : et cela d'autant mieux qu'il s'agira assez souvent d'une intervention d'urgence pour laquelle le praticien éloigné d'une grande ville n'aura pas le temps, s'il veut sauver la vie de son malade, d'appeler à son secours un spécialiste, seul possesseur des instruments spéciaux exigés par les examens précédemment indiqués. Dans ces circonstances, donc, la douleur spontanée plus violente, la fièvre plus intense, les frissons plus fréquents, le délire, les vomissements survenant au cours d'une otite aiguë et s'accompagnant de la diminution de l'écoulement doivent faire soupçonner la complication et hâter l'intervention. Et puis, n'y a-t-il vraiment aucun signe local ? Il n'y a pas de rougeur, de gonflement des téguments derrière l'oreille, c'est exact : mais toujours l'apophyse sera douloureuse à la pression, parfois même cette sensibilité sera exquise. Associée à une hyperthermie notable, avec de la céphalalgie, cette douleur rétro-auriculaire à la pression acquiert une valeur diagnostique considérable, et nous verrons en étudiant le traitement, que si elle ne cède pas rapidement à la médication ordinaire, elle constitue une indication opératoire importante. Nous renvoyons à cet égard à notre observation II et au tracé thermométrique probant qu'elle renferme. De plus, les cellules du corps de l'apophyse, relativement profondes, ne manifestent rien au dehors ou à peu près ; mais les cellules limitrophes du conduit sont bien plus superficielles, et dans les cas douteux la rougeur, l'œdème, la « chute » de la paroi postérieure du conduit acquièrent une très grande utilité pour le diagnostic.

Nous n'insisterons pas davantage sur ces considérations que nous aurons à discuter, à peu près identiques, pour établir dans un instant les indications thérapeutiques et nous nous bornerons à relater ici quelques observations.

OBSERVATION VIII. — *Abcès mastoïdien. — Trépanation de la mastoïde.*

Mad... Humb..., ménagère, 54 ans, se présente à la clinique le 18 *janvier* 1894, se plaignant de maux de tête intolérables dans la moitié droite du crâne, et de douleurs localisées en arrière et au-dessous de l'oreille droite.

La région apophysaire ne présente à l'œil rien d'anormal mais est très sensible à la pression surtout vers la pointe ; la région hypo-auriculaire est encore plus douloureuse, on y trouve un petit ganglion. Le conduit est normal, la membrane est normale également sauf un léger épaississement. Surdité complète de l'oreille droite, l'audition à gauche est normale. Le cathétérisme donne un souffle large, normal, sans amélioration aucune des maux de tête, ni des douleurs. Traitement : sachets de glace sur la région apophysaire, glycérine phéniquée chaude à 1/15 en instillations dans le conduit.

Le 20 *janvier*. — Douleurs un peu moindres, mais toujours très vives.

Le 23. — L'oreille a coulé abondamment mais les douleurs apophysaires persistent ; perforation de la membrane dans le segment antéro-inférieur, cathétérisme, lavages par la trompe.

Le 25. — L'écoulement a diminué, le pus est plus épais, presque concret, cathétérisme, lavages par la trompe.

Le 29. — Les douleurs apophysaires sont toujours aussi violentes, les maux de tête intolérables ; la malade n'a pu fermer l'œil depuis quinze jours ; les parties rétro-auriculaires sont un peu empâtées ; le pouls est à 110.

En raison des douleurs, des insomnies, de l'empâtement et de la fièvre on se décide à intervenir. Le 3 *février* la trépanation de l'apophyse est pratiquée : la corticale est saine. On trouve à la place ordinaire un os éburné et aucune cavité cellulaire. On cherche l'antre un peu plus haut que normalement. Le volume de cette cavité paraît très réduit, on y trouve à peine quelques gouttes de pus, mais beaucoup de granulations qui remontent très haut vers l'aditus. Curettage, tamponnement à la gaze iodoformée.

Le soir même le pouls n'est plus qu'à 80, température 37° 5. Le 4, température 37° le matin, 37° 2 le soir, plus de maux de tête.

Le 10, la malade est en très bonne santé, on défait le pansement, la plaie se montre tout à fait en bon état. Guérison complète à la fin de février.

OBSERVATION IX. — *Mastoïdite aiguë. — Trépanation. — Guérison.*

Berthe Sim... 15 ans. Otite moyenne aiguë consécutive à la grippe il y a 15 jours. Depuis 4 jours, douleurs très vives dans la région de l'apophyse mastoïde, gonflement œdémateux, chute de la paroi postéro-supérieure du conduit ; perforation assez grande de la membrane.

Opérée le 21 *avril*. Pas de pus sous la peau ni sous le périoste ; la trépanation au lieu d'élection conduit dans une cavité pleine de pus et de granulations. Curettage et agrandissement de la cavité, drainage.

Cessation des douleurs. Température aux environs de 37.

27 *avril*. — Premier pansement ; on remet un drain ; on pratique trois autres pansements à intervalles de 5 jours.

Le 12 *juillet*, la malade est guérie ; l'audition est normale, la perforation est cicatrisée.

2° IL Y A DES SIGNES D'INFLAMMATION RÉTRO AURICULAIRE. — Dans ces cas, qui constituent la grande majorité, certaines affections peuvent présenter quelques-uns des caractères de la mastoïdite aiguë, alors que celle-ci n'est pas en cause : nous avons à envisager à ce point de vue l'adénite du ganglion mastoïdien et la furonculose du conduit. De plus, avec chacune de ces lésions, on peut commettre l'erreur inverse, c'est-à-dire méconnaître une mastoïdite qui existe. Pour terminer, nous nous demanderons quelle valeur il faut attribuer aux essais de diagnostic différentiel entre la périostite de l'apophyse et l'inflammation des cellules.

a) Adénite du ganglion rétro-auriculaire. — A la suite d'ulcérations impétigineuses du cuir chevelu, d'excoriations diverses de la peau de la région mastoïdienne ou du pavillon, de lésions variées du conduit telles que l'eczéma ou les furoncles, le ganglion rétro-auriculaire peut être atteint d'adéno-phlegmon : d'où fièvre, frissonnements, douleurs irradiées, chaleur, rougeur, gonflement phlegmoneux de la région mastoïdienne. Puis le ganglion suppure, et la fluctuation révèle l'existence d'un abcès.

Le diagnostic n'est pas à discuter entre cet adéno-phlegmon et les abcès mastoïdiens qui siègent vers la base de la mastoïde, c'est-à-dire au niveau de l'antre, et qui soulèvent, décollent et dévient le pavillon en effaçant le pli rétro-auriculaire. Jamais un adéno-phlegmon n'agit de la sorte, n'empiète sur le pavillon. Mais pour les abcès mastoïdiens qui occupent la partie moyenne et la pointe de l'apophyse , la question est quelquefois plus délicate, et cela surtout lorsqu'il existera en même temps un écoulement d'oreille et que l'infection de la peau aura été produite par le traitement dirigé contre cet écoulement: topiques irritants dans le conduit, vésicatoires malencontreux en arrière du pavillon. Dans l'adéno-phlegmon, les douleurs seront moins irradiées, la pression sur l'os lui-même au-dessus de la tumeur sera indolente, la rougeur de la peau sera plus vive et plus précoce, l'empâtement des tissus mous apparaîtra plus vite et sera plus marqué, plus phlegmoneux, le sillon rétro-auriculaire ne sera pas effacé. Si l'on a des renseignements exacts sur le mode de début, la solution du problème aura fait un grand pas, car dans l'adéno-phlegmon la lésion aura commencé par l'engorgement d'un ganglion douloureux, dur, roulant sous le doigt, tandis que dans la mastoïdite, le gonflement aura dès le début fait corps avec l'os. Avant de se prononcer, on examinera avec grand soin s'il n'existe pas une porte d'entrée possible pour les germes infectieux sur les territoires tributaires du ganglion mastoïdien. Dans tous les cas, enfin, l'examen attentif du conduit s'impose, car il va sans dire que la chute de la paroi postéro-supérieure tranchera la question, dans les cas douteux, en faveur de la mastoïdite.

Quelquefois, malgré toutes ces investigations, le diagnostic conservera quelques obscurités, et nous renverrons à cet égard à nos observations IV et LIV.

La conclusion à tirer est que toutes les fois que l'on incisera un abcès superficiel de la région mastoïdienne, on devra explorer avec grand soin, du doigt et du stylet, l'os sous-jacent, de façon à bien s'assurer s'il existe ou non un point dénudé : et si l'on en trouve un, on instituera séance tenante le traitement opératoire de la mastoïdite.

b) Furonculose du conduit. — Le furoncle du conduit est très souvent une cause d'erreur, et cela dans plusieurs cas cliniques qu'il importe de distinguer.

Les causes pour lesquelles, d'une manière générale, la confusion est possible sont les suivantes. La furonculose du conduit s'accompagne de violentes douleurs, dues à ce que le furoncle ne peut se développer à son aise dans un tube étroit, à ce que la peau est peu épaisse et repose presque sans intermé-

diaire sur un plan osseux inextensible. A ces douleurs, que l'on ajoute la fièvre, les frissons même,
un écoulement purulent peu abondant par le conduit,
un gonflement péri-auriculaire œdémateux capable
d'être considérable, et l'on conçoit combien l'hésita-
tion sera permise à première vue. Elle sera encore
plus justifiée si dans ce gonflement le ganglion rétro-auriculaire s'engorge et même suppure, si autour
du pavillon de l'oreille, en bas il est vrai le plus
souvent, se fait un abcès lymphangitique ; surtout
enfin si le furoncle siège en haut et en arrière, d'où
un gonflement qui simule la chute de la paroi postéro-supérieure du conduit.

Dans le cas précédent, nous venons de montrer
comment le furoncle peut simuler la mastoïdite.
Mais inversement une mastoïdite peut être prise
pour un furoncle, dans des conditions fort spéciales,
à la vérité, dont notre observation X est le type.
Soit une apophyse scléreuse, dont les cavités sont
réduites à l'antre et aux cellules limitrophes du
conduit. La région rétro-auriculaire restant normale,
ou à peu près, le seul symptôme physique va être la
chute de la paroi supérieure du conduit, et l'on
croira volontiers à un furoncle causant ce gonflement limité. C'est ce qui se passa chez notre malade.
Mais l'erreur fut vite rectifiée, car après incision le
stylet arriva au contact de l'os.

OBSERVATION X. — *Mastoïdite cantonnée aux cellules limitrophes. — Trépanation. — Fistule.*

Loph..., 46 ans, facteur, se présente à la clinique se plaignant de douleurs dans l'oreille gauche. Depuis quelques jours
insomnies ; quelques frissons, langue blanche, écoulement peu
abondant. On trouve une petite vésicule sur la partie postéro-
supérieure de la membrane et en ce point on fait une paracentèse qui soulage le malade pendant quelques jours.

5 *mai* 1893. — Le malade a beaucoup souffert ; écoulement
peu abondant, petite perforation, nouvelle paracentèse.

13. — Ecoulement peu abondant, peu de douleurs.

25. — La douche d'air provoque la sortie d'une petite quantité de pus par la perforation.

27. — Douche d'air.

30. — Le malade a beaucoup souffert, on trouve sur la
paroi postéro-supérieure du conduit un gonflement douloureux
au toucher qui est considéré comme un furoncle du conduit.
Pas de manifestations apophysaires. Le 1ᵉʳ juin, gonflement
œdémateux de tout le pavillon qui est porté en avant mais pas
d'empâtement du côté de l'apophyse qui n'est pas douloureuse
à la pression. On incise ce qui est considéré comme un furoncle et un stylet introduit par le petit pertuis fait découvrir un
petit point osseux dénudé, ce qui nous fait mettre en doute la
furonculose : on fait une large incision par laquelle il sort
quelques grammes de pus.

3 *juin*. — Dès le lendemain, il y a eu un grand soulagement ;
le malade a dormi, il sort encore du pus par l'incision et très
peu par l'orifice de la perforation.

13. — L'abcès est refermé, les douleurs sont revenues : on
ouvre à nouveau dans le conduit. Amélioration.

1ᵉʳ *juillet*. — Peu d'écoulement, peu de douleurs, mais léger empâtement de la région apophysaire. Il semble que notre malade ait eu dès le début une mastoïdite qui s'est ouverte dans le conduit par les cellules antérieures de la mastoïde. Nous avons pris un moment le gonflement de la paroi du conduit pour de la furonculose en l'absence de manifestations apophysaires. Aujourd'hui, il n'y a plus de doute et nous nous décidons à faire la trépanation.

Elle est pratiquée le 18 *juillet*. Large incision au travers des tissus épaissis et lardacés, qui conduit sur un os largement dénudé. Grattage, évidement de l'apophyse, décollement du périoste ; on ne trouve pas les grandes cellules de la pointe de l'apophyse et en ce point l'apophyse est éburnée ; c'est probablement là l'explication du peu de symptômes franchement apophysaires observés au cours de la maladie : l'inflammation venant de la caisse par l'aditus est restée cantonnée dans les cellules supérieures et antérieures de l'apophyse et s'est fait jour dans le conduit à la faveur de celles-ci.

Pansement à la gaze iodoformée. Pendant la semaine qui suit l'opération, les douleurs disparaissent complètement, l'appétit revient, le malade va mieux. Au bout de 2 mois, il peut reprendre son service de facteur, malgré que la plaie ne soit pas fermée ; elle reste fistuleuse et encore aujourd'hui fin *décembre* 1893, le stylet révèle un point osseux dénudé qui nous obligera d'ici peu à une nouvelle intervention.

Le trajet restant fistuleux, nous nous décidons à intervenir le 26 *juin* 1894. Section de la peau, en passant par l'orifice de la fistule. Curettage de la cavité osseuse dans laquelle on trouve beaucoup de bourgeons charnus. Dans le fond, petits pertuis osseux se dirigeant en haut et en avant.

Le cratère est agrandi en arrière jusqu'au sinus, en haut jusqu'à la ligne temporale. On découvre la paroi postérieure du conduit, on décolle le conduit en haut et en arrière et dans le désir de suivre un des pertuis jusque dans la caisse, on fait sauter la paroi post-supérieure du conduit. L'os est mou et friable, saignant abondamment. Le protecteur conduit dans une autre cavité se dirigeant non en haut et en avant mais en bas et en arrière, et contenant des esquilles osseuses, au niveau du canal demi-circulaire et du facial. Celui-ci est aperçu dans sa loge trop tard pour éviter sa blessure. Curettage complet, tamponnement par la plaie postérieure et par le conduit.

Le malade se réveille avec une paralysie faciale.

Les suites de l'opération sont simples, pas de fièvre, le pansement se fait par la plaie postérieure et le conduit.

Aujourd'hui toute la cavité paraît cutanisée excepté en un point situé en haut et en arrière, large de quelques millimètres et où l'os est encore à nu.

Quel que soit le sens dans lequel l'erreur se présente, les éléments généraux de diagnostic sont les mêmes. Tout d'abord, à un examen attentif, même avant que le stylet n'ait senti l'os dénudé, la tuméfaction du furoncle n'a pas tout à fait le même aspect que la chute de la paroi postéro-supérieure du conduit : elle est acuminée en effet, et non point arrondie ; le moindre attouchement avec la pointe du stylet arrache des cris au malade s'il s'agit d'un furoncle, tandis que le gonflement des cellules limitrophes forme une tumeur à peu près indolente à la pression. La douleur du furoncle est même si vive qu'on doit procéder avec ménagement à l'introduction du spéculum ; enfin, il est rare que le furoncle soit unique et, ensemble ou successivement, il en existe presque toujours un ou deux autres qui rendent vite le diagnostic évident. Enfin on n'oubliera pas que s'il existe en même temps un reste d'eczéma du conduit la furonculose est probable.

En outre, l'analyse exacte de la douleur provoquée fournit des renseignements de première valeur. Qu'on se souvienne que le furoncle, accompagné de plus ou moins de lymphangite et d'adénite, est une lésion des parties molles exclusivement, que la mastoïdite, au contraire, s'attaque avant tout au squelette, et ces différences vont s'expliquer d'elles-mêmes. Dans la furonculose, que l'on déplace le pavillon de l'oreille, qu'on le remue, et la souffrance provoquée sera vive ; par la pression autour de l'oreille (et en particulier en arrière de l'oreille pour le furoncle de la paroi postérieure) c'est en regard de la tuméfaction du conduit et en appuyant vers le conduit qu'on l'éveillera ; par contre, en appuyant sur l'apophyse un peu en arrière du sillon rétro-auriculaire et bien perpendiculairement à l'os, on trouvera cette région indolente. Si l'adéno-phlegmon mastoïdien vient compliquer la question, on se souviendra des signes différentiels que nous avons donnés précédemment ; et dans ce cas particulier le ganglion enflammé siège d'ordinaire dans le creux situé en avant de la pointe de l'apophyse. Ce ganglion, en outre, n'est ni le seul, ni le premier pris : *il y a adénite douloureuse à la pression en avant du tragus.*

Enfin, dans les cas douteux, on pratiquera le cathétérisme : et on n'entendra ni bruit de perforation ni gargouillement, à moins que le furoncle ne se soit développé dans un conduit déjà malade, infecté par des sécrétions provenant de la caisse.

c) Lymphangite rétro-auriculaire. — Ce que nous venons de dire du furoncle s'applique aux diverses lymphangites qui ont leur porte d'entrée dans des excoriations du conduit et du pavillon. On observe de ces lymphangites accompagnant l'eczéma aigu du conduit, accompagnant même une simple otorrhée chronique. La douleur pré-auriculaire, l'engorgement d'un ganglion dans le creux rétro-maxillaire, l'indolence relative du squelette à la pression permettront d'établir le diagnostic, et plusieurs fois nous avons guéri, par des pansements humides, des malades auxquels on avait proposé l'incision de Wilde, ou même la trépanation de l'apophyse.

d) Périostite de l'apophyse. — Nous arrivons maintenant au diagnostic sur lequel on insiste le plus dans les traités classiques de chirurgie, celui par lequel on cherche à différencier la périostite mastoïdienne et l'inflammation des cellules. Pour montrer sur quels éléments on établit ce diagnostic, nous ne saurions mieux faire que de citer le passage que lui consacre dans le récent *Traité de chirurgie* (1) le professeur

---

(1) T. IV, p. 725, Paris, 1891.

S. Duplay, un des auteurs qui se sont le plus et le mieux occupés de la question :

« Au début, il est aisé de différencier le gonflement qui appartient à l'une et à l'autre de ces affections. Dans la périostite simple, le gonflement est diffus, le sillon qui existe entre la conque et l'apophyse mastoïde a disparu ; dans l'inflammation des cellules mastoïdiennes le gonflement est plus exactement circonscrit, le sillon qui existe entre la conque et l'apophyse mastoïde persiste. La douleur à la pression est bien plus marquée et plus superficielle dans la périostite simple que dans l'inflammation des cellules mastoïdiennes.

« L'examen du conduit auditif peut aussi fournir de précieux renseignements. La périostite de l'apophyse mastoïde est un accident de l'ostéo-périostite de la caisse qui s'accompagne constamment d'une périostite du conduit ; on trouvera donc les signes de cette affection. La suppuration des cellules mastoïdiennes, au contraire, n'est pas forcément liée à une otite périostique. Elle s'accompagne toujours d'un catarrhe purulent de la caisse, dont on constatera les signes, la perforation du tympan, l'existence d'une otite granuleuse, de fongosités, de polypes ; dans d'autres cas plus rares, en même temps que l'on observe tous les signes d'une otite moyenne avec douleur, gonflement de la région mastoïdienne, l'examen de l'oreille montre la membrane du tympan injectée, mate, épaissie, quelquefois refoulée en dehors. Enfin, que la membrane soit intacte ou qu'elle soit perforée, il est encore un signe qui indiquera à peu près certainement la suppuration des cellules mastoïdiennes, c'est l'existence d'une rougeur de la peau, avec gonflement œdémateux, circonscrite à la paroi postérieure du conduit auditif osseux. On sait, en effet, qu'à ce niveau le conduit répond aux cellules mastoïdiennes. »

Dans notre étude anatomo-pathologique, nous avons relaté une de nos observations, montrant bien qu'il peut y avoir abcès rétro-auriculaire sans suppuration mastoïdienne, le stylet entrant directement de la poche purulente dans la caisse en passant entre le conduit cutané et le conduit osseux dénudé. Chez ce malade, — que nous n'avons vu il est vrai que quelques jours après une incision faite par un autre médecin — le gonflement répondait bien par son siège et sa forme à la description que nous venons de citer. Mais nous devons ajouter que dans nombre de cas, et en particulier chez les jeunes enfants (1),

---

(1) L'abcès mastoïdien est très fréquent chez l'enfant, comme on le verra en parcourant nos observations. Nous y insistons parce que dans une thèse récente (Paris, 1890), M. Grandhomme dit (p. 32) : « Comparativement aux suppurations de l'oreille, qui sont fréquentes, les abcès mastoïdiens sont rares chez les enfants. » M. Grandhomme donne ensuite de la carie et de la nécrose de l'apophyse chez l'enfant une description clinique spéciale qui ne répond pas à ce que nous avons vu. Voy. aussi

l'abcès mastoïdien répondant absolument au tableau précédent a pour origine une suppuration de l'antre avec dénudation limitée de la mastoïde à son niveau. C'est chez les jeunes enfants, dit-on, que la périostite mastoïdienne s'observe le plus souvent. Or nous avons observé un assez grand nombre d'enfants au-dessous d'un an qu'on nous a présentés avant ouverture de l'abcès. Chez tous, l'abcès occupait la base de la mastoïde, effaçait le pli auriculaire, gagnait volontiers vers la fosse temporale, et chez *tous*, nous avons trouvé au fond de l'abcès un point osseux dénudé, d'une largeur variable, dont l'effondrement à la gouge ou à la curette nous a conduits dans l'antre plein de pus.

Qu'un clinicien particulièrement sagace puisse donc diagnostiquer à peu près à coup sûr la périostite et l'inflammation des cellules, nous sommes les premiers à le reconnaître. Mais pour nous c'est un diagnostic en général obscur. D'autre part, nous pensons que la périostite mastoïdienne est fort rare, puisque nous n'en avons recueilli qu'un seul cas sur 133 (avec 128 malades).

Nous pensons que la vraie règle doit être, en pratique, la suivante : l'abcès rétro-auriculaire ayant été incisé comme s'il s'agissait d'une mastoïdite, le fond de la poche sera exploré avec le doigt pour s'assurer

sur ce sujet : CHEATLE, L'antre mastoïdien chez les enfants, *Lancet*, 3 décembre 1892, t. II, p. 1264.

si l'ongle ne gratte pas contre une rugosité osseuse. Cela fait, on verra si de là le stylet s'engage vers le conduit et jusque dans la caisse. Mais ce sera l'exception : et encore faudra-t-il examiner avec soin si l'on n'est pas en présence d'un de ces cas rares, dont nous avons trois exemples (obs. X, XXXII, CXIX), de suppuration bornée aux cellules limitrophes, scléreuse.

Si l'on ne trouve pas de la sorte le conduit décollé par le pus, que l'on conclue en pratique à la mastoïdite, car, nous le répétons, — et nous nous appuyons encore sur l'autorité de Politzer qui émet la même affirmation — nous avons toujours trouvé du pus l'apophyse étant dans les cellules.

3° IL Y A UN ABCÈS DU TRIANGLE MAXILLO-PHARYN-GIEN. — Dans ces cas, qui sont rares, on hésitera, en raison de leur rareté même, à incriminer l'apophyse. En effet, presque tous les abcès de cette région sont des adénophlegmons, à porte d'entrée buccale ou pharyngienne. Bien évidemment, si l'on trouve une amygdalite nette, une carie dentaire pénétrante, on ne songera pas à la mastoïde. Par contre, on diagnostiquera la mastoïdite sans crainte d'erreur s'il y a en même temps otite moyenne avec gonflement et douleurs à la région rétro-auriculaire. Mais soit un sujet atteint d'otite moyenne avec mastoïdite latente ou fistuleuse, c'est-à-dire sans réaction, sans gonflement, ni rougeur, ni douleur de la région rétro-auriculaire et porteur en même temps de végétations adénoïdes avec catarrhe nasal (et on sait combien cette association est fréquente) : n'a-t-il pas le droit d'avoir un adénophlegmon par infection naso-pharyngienne aussi bien qu'un abcès mastoïdien rétro-maxillaire ? Et la fréquence parle en faveur de la première hypothèse. Le diagnostic restera donc assez souvent en suspens. Heureusement qu'en pratique la conduite à tenir nous paraît bien réglée : il faut ouvrir l'abcès par une incision parallèle au sterno-mastoïdien et explorer du doigt et du stylet, comme il vient d'être dit, la face interne de la mastoïde dont on attaquera ensuite la face externe suivant les besoins, en obéissant aux principes que nous allons exposer.

Ces mêmes considérations sont applicables aux cas tout à fait exceptionnels comme celui, cité plus haut, de E. de Rossi (1).

(1) A propos de cette dernière observation (voy. p. 17), et aussi de celles de Guye où la pression sur un abcès cervical faisait couler le pus par le conduit (voy. p. 49), nous ferons quelques réserves. Il existe en effet des phlegmons latéro-pharyngiens qui, chez l'enfant, s'ouvrent dans le conduit auditif externe, à la faveur d'un petit orifice osseux spécial : au premier abord, on peut croire à une mastoïdite de Bezold (voy. A. BROCA, MESLAY et MAYET, *Bull. de la Soc. anat.*, Paris, 1894, p. 948 et suiv.). Cet orifice de la paroi antéro-inférieure du conduit siège naturellement en avant du tympan : or il est à noter que de Rossi, Guye ont constaté l'intégrité du tympan. En l'absence d'autopsie, il est difficile de se prononcer, mais nous désirions appeler l'at-

Une autre variété capable d'induire en erreur, lorsque la marche est insidieuse, est l'abcès par congestion des vertèbres cervicales ; Schwartze raconte qu'on lui a envoyé à sa clinique, avec le diagnostic d'abcès mastoïdien, un sujet atteint de mal de Pott cervical, et d'après lui l'erreur inverse est aussi possible.

B. La lésion mastoïdienne est-elle d'origine auriculaire. — Voilà donc établi, à grands traits, le diagnostic de l'existence d'une lésion apophysaire. Mais cette lésion est-elle d'origine auriculaire ?

A cet égard, l'examen de l'audition fournit quelques renseignements, mais il est incontestable que le fait principal, celui qui saute aux yeux d'abord, est l'existence d'une otorrhée.

Il est vrai que, dans notre premier chapitre, nous avons cherché à faire comprendre comment, à notre sens, la suppuration d'une otorrhée abondante est fournie par les cellules bien plus que par la caisse. Mais l'origine de l'infection est dans le pharynx, le chemin suivi est la trompe, la caisse, la mastoïde enfin. Aussi ne souscrivons-nous pas à l'opinion de Küster, développée par Kœrner (1), que les ostéites de l'apophyse mastoïde sont des affections de nature

tention sur ces particularités que l'un de nous a l'intention d'étudier sous peu en détails.

(1) O. Körner, Un cas d'ostéite diabétique primitive de l'apophyse mastoïde. *Archiv f. Ohrenh.*, 1889-90, t. XXIX, p. 61.

primitive ; et d'après une observation personnelle Kœrner pense que, surtout chez les diabétiques, les suppurations d'oreille seraient la suite et non la cause de l'affection mastoïdienne (1).

On pourrait être plus affirmatif et adopter les vues de Küster pour les cas où *la lésion mastoïdienne survient sans avoir été précédée d'otorrhée* ; pour ceux où on constate en opérant qu'elle ne communique pas avec la caisse. Mais encore faut-il être réservé dans cette interprétation. Bon nombre des enfants que nous avons opérés n'ont jamais eu d'écoulement par l'oreille : et pourtant nous pensons que l'infection leur est venue presque toujours du pharynx, mais que le tympan ne s'est pas perforé (2). D'autre part, après ce que nous dirons sur les éburnations de l'apophyse au cours des vieilles otorrhées, sur l'isolement possible de certaines cellules, qui ira affirmer qu'une lésion chronique ne communiquant pas actuellement avec la caisse n'a pas communiqué avec elle à un moment donné ?

C'est donc avec une extrême réserve que, abstrac-

(1) A propos de la glycosurie, nous croyons intéressant de signaler un fait où, inversement, TRUCKENBRODT a vu ce symptôme marquant le début d'une méningite à laquelle a succombé un malade au cours d'une otite moyenne aiguë grippale. (*Deuxième congrès des otologistes de l'Allemagne du Nord*, tenu à Berlin le 7 avril 1890. Compte rendu dans *Zeitschr. f. Ohrenh.*, 1890, t. XXI).

(2) Cf. D. PREVITT, *St-Louis Courrier of med.*, juin 1887. — DEROUET, *Arch. de méd. et pharm. milit.*, oct. 1889, t. XIV, p. 330. — GILES, *Glasg. med. journ.*, mai 1889.

tion faite du cholestéatome dont nous n'avons pas voulu parler dans ce mémoire, nous acceptons les *suppurations des cellules mastoïdiennes idiopathiques*, indépendantes d'une otite moyenne initiale. Et nous sommes aussi sceptiques, mais pour d'autres motifs, en ce qui concerne les *périostites externes, primitives ou idiopathiques*. Ces périostites, qui sont le triomphe de l'incision de Wilde, ont été décrites surtout par Voltolini, par Knapp, et récemment M. Lévi (1) croit en avoir rapporté des exemples. Consécutives souvent à des refroidissements, elles seraient volontiers bilatérales, il n'y aurait aucune modification du côté de l'audition. Quoique les auteurs qui se sont occupés de la question tentent d'établir un diagnostic différentiel entre cette affection et le furoncle ou l'adénophlegmon, nous croyons, comme le professeur Terrier (2), qu'ils ont dû commettre assez souvent cette erreur de diagnostic et, d'autre part, il est à noter que dans certains cas étiquetés *périostites primitives* de l'apophyse mastoïde, l'origine auriculaire est évidente, et que même il y a lésion des cellules. Nous citerons à cet égard les observations d'Ayres (3) (de Cincinnati).

<hr>

(1) Lévi, L'ostéopériostite externe primitive de l'apophyse mastoïde et l'inflammation purulente primitive des cellules mastoïdiennes, *Gaz. hebd. de méd. et chirurgie*, Paris, 1889, p. 660.

(2) Jamain et Terrier, *Man. de pathol. et clin. chirurg.*, t. II, p. 578.

(3) Ayres, *Arch. of otology*, 1890, t. XIX, p. 95. Dans le premier cas la malade n'avait jamais rien eu aux oreilles, mais après

Tout en formulant ces réserves, nous ne nierons pas d'une manière absolue l'ostéite primitive du temporal en général et de la mastoïde en particulier. Il ne serait pas raisonnable de déclarer que, parce que le temporal est exposé aux infections directes d'origine auriculaire, il est soustrait à l'ostéomyélite par infection générale, semblable à celle qui frappe les autres os et, par exemple, nous nous demandons s'il ne s'est pas agi d'une véritable ostéomyélite du temporal (nous employons ce mot, on le voit, dans un sens différent de celui que lui attribue M. Pauzat) chez deux tout jeunes enfants que nous avons opérés d'un abcès rétro-auriculaire non précédé d'otorrhée et chez qui notre curette s'est engagée entre les deux pièces non soudées de l'os. Nous ne pouvons actuellement que faire sur ce sujet des hypothèses plus ou moins plausibles, et des études plus approfondies méritent d'être entreprises.

OBSERVATION **XI**. — *Ostéomyélite temporo-mastoïdienne.* — *Trépanation. — Guérison.*

Schn... (Marcel), âgé de 4 mois est apporté le 24 *avril* 1893 à la consultation de l'hôpital Trousseau. C'est le seul enfant de deux parents bien portants. Il n'a jamais été malade.

Il y a 15 jours, l'oreille a coulé pendant 4 ou 5 jours, mais

incision, la sonde pénétra dans les cellules. Dans le second cas, il est à noter que la malade avait eu une suppuration de l'oreille un certain temps auparavant.

déjà auparavant il y avait du gonflement rétro-auriculaire. Depuis 8 jours, ce gonflement est stationnaire.

Actuellement, il existe un abcès mastoïdien typique, volumineux.

Le 25 *avril*, incision de l'abcès ; ouverture de la mastoïde à la curette, en passant entre les deux pièces non soudées ; on voit au fond le cadre tympanal. Suture avec drainage.

Le 19 *mai*, l'enfant est entièrement guéri, les fils et le drain ayant été enlevés le 2 mai.

27 *décembre*. — L'enfant est, sur notre demande, soumis à notre examen. La cicatrice est parfaite, l'oreille n'a jamais coulé depuis l'opération, l'état général est excellent.

OBSERVATION XII. — *Fistule mastoïdienne par ostéomyélite* (?) — *Trépanation de l'apophyse et de la caisse. — Guérison.*

Ren. Fernand, 3 ans, entré le 12 janvier 1893, hôpital Trousseau, salle Denonvilliers.

Mère morte tuberculeuse ; père bien portant. Un enfant mort à l'âge de 1 mois.

A la suite d'une bronchite violente et longue, l'enfant, bien portant jusque là, a été pris d'un abcès mastoïdien qu'un médecin a traité par une incision simple. Comme la fistule persistait, l'enfant a été conduit à l'hôpital.

Le 28 *janvier*, ablation d'un séquestre inter-squamo-mastoïdien, excision de la partie postéro-supérieure du cadre tympanal ; curettage de la caisse et ablation des osselets. Les 3 parties du temporal ne sont pas soudées. La mastoïde est remarquablement en retrait sur l'écaille.

L'enfant a quitté l'hôpital n'étant pas encore guéri, puis il a été perdu de vue.

Il a été revu le 27 *février* 1894 entièrement guéri, sans otorrhée. L'audition est bonne.

Tout ce que nous pouvons dire, c'est que nous avons trouvé chez ces deux malades des lésions différentes de celles que nous avons constatées chez les nombreux autres enfants en bas âge pour lesquels l'opération a consisté en une simple trépanation de l'antre.

Une autre variété d'ostéite est une *ostéite condensante* sur laquelle M. Duplay a insisté avec raison dans son remarquable mémoire sur la trépanation de l'apophyse (1). Le plus souvent sans cause connue, quelquefois à la suite d'un choc, l'apophyse devient douloureuse et si on la trépane on constate qu'elle est éburnée. Dans ces dernières années, cette lésion, dont l'origine est encore obscure dans bien des cas, a été étudiée dans son ensemble par G. Nuvoli (2).

Chez ces malades, on obtient en général la guérison complète en évidant l'apophyse, et comme l'a dit fort justement M. Duplay, il y a là une indication très nette à la trépanation. Dans nos observations personnelles, il en est deux qui sont de cette espèce, et où l'opération a eu un excellent résultat ; chez un

____

(1) S. DUPLAY, *Arch. gén. de méd.*, mai et juin 1888, p. 586 et 719.

(2) G. NUVOLI, Ostéite condensante douloureuse de l'apophyse mastoïde, *Boll. delle Malatt. dell'Orecchio*, mai 1891, t. IX, n° 5, p. 27.—Voy. aussi OWEN et PYE, *Brit. med. journ.*, 1885, t. II, p. 64. — LIPPINCOTT, *Journ. of the am. med. ass.*, Chicago, 1890, t. XIV, p. 50. — FLORENCY, *Paris méd.*, 1886, p. 157.— KNAPP, *Trans. of the amer. otol. Soc.*, New Bedford, 20 juillet 1886, t. III, p. 676.

de nos malades, l'étiologie est restée inconnue (obs. XIII), chez l'autre, la lésion semble avoir été consécutive à un choc (obs. XIV). L'enseignement à tirer de ces faits est qu'on ne se repentira pas d'avoir ouvert l'apophyse dans des cas où on avait diagnostiqué une mastoïdite et où on n'a trouvé aucune lésion des cellules, ni même aucune cellule ; et quand on aura entrepris une opération de ce genre, on ne fouillera pas trop loin dans l'apophyse, sous prétexte d'aller à la recherche d'un abcès mastoïdien imaginaire.

OBSERVATION XIII. — *Ostéite condensante douloureuse de l'apophyse. — Trépanation. — Guérison.*

Corne... se plaint de douleurs très vives du côté de l'apophyse mastoïde gauche. Pas de gonflement, pas de douleurs à la pression, pas d'écoulement d'oreille. Le malade ne sait à quoi attribuer l'origine de ses douleurs. Elles sont lancinantes, presque constantes, avec exacerbations nocturnes ; il présente une parésie faciale de ce côté ; l'application de sangsues, la pulvérisation de chlorure de méthyle, la douche d'air, les applications de glace ne calment pas la douleur. Nous pratiquons la trépanation de l'apophyse mastoïde.

Le 5 *février* 1892, nous trouvons une apophyse éburnée dans laquelle on a toutes les difficultés à pratiquer un orifice. La trépanation poussée très profondément jusqu'à deux centimètres ne rencontre aucune cellule. Suture, réunion par première intention.

Depuis cette époque les douleurs n'ont pas reparu, la parésie faciale a disparu. Le malade a été revu bien portant à plusieurs reprises (*février* 1895).

Observation XIV. — *Ostéite condensante douloureuse de l'apophyse. — Trépanation. — Guérison.*

Lam... Jeanne, 9 ans, entrée le 11 *décembre* 1892 à l'hôpital Trousseau, salle Giraldès.

Fille unique de parents bien portants, cette enfant est de bonne santé habituelle, malgré la coqueluche à 4 ans et la scarlatine à six ans. Depuis trois ans, à la suite d'un coup qu'elle s'est donnée contre un bec de gaz, elle ressent une douleur nettement localisée à la pointe de l'apophyse mastoïde droite ; cette douleur, vivement exaspérée par la pression, se manifeste quelquefois spontanément sous forme d'élancements.

Outre la douleur à la pression, l'examen local révèle que du côté droit la saillie mastoïdienne est un peu plus volumineuse qu'à gauche. Aucune rougeur, aucune modification de la peau et des plans sous-cutanés.

Le 11 *décembre* 1892, trépanation au lieu d'élection. L'apophyse est dure, éburnée, ne contient pas de cellules. Réunion sans drainage, pansement aseptique.

18. — Ablation des fils : réunion parfaite. L'enfant quitte l'hôpital.

Depuis, elle a été revue à plusieurs reprises, et en particulier nous a été ramenée sur notre demande le 30 *décembre* 1893. La cicatrice est à peu près invisible. L'apophyse est absolument indolente, spontanément et à la pression ; l'audition est excellente ; l'état général est parfait.

Lorsque, comme dans notre observation XIV, une cause extérieure bien déterminée intervient (trauma), lorsque, par contre, il n'y a ni otorrhée ni trouble de l'audition, on peut affirmer l'existence d'une ostéite condensante primitive de l'apophyse.

Mais la netteté du diagnostic peut être moins grande, d'autant mieux qu'après certaines otites chroniques on a vu la mastoïde s'éburner et devenir l'origine de douleurs irradiées (obs. XV). Dans les deux cas, d'ailleurs, l'opération est indiquée, et elle devra être conduite suivant les règles exposées p. 172 à propos des fistules mastoïdiennes. Dans les deux faits de ce genre que nous rapportons, nous comptons un succès et un résultat nul, malgré plusieurs interventions.

OBSERVATION XV. — *Eburnation de l'apophyse consécutive à une otite. — Trépanation. — Guérison.*

La nommée Gil..., âgée de 30 ans, entre à l'hôpital St-Antoine, salle Cruveilhier, dans le service du docteur Monod, le 10 *janvier* 1894 pour des douleurs siégeant au niveau de l'apophyse mastoïde droite.

Bien portante jusqu'au mois de septembre 1873; à cette époque elle eut la grippe, avec angine et otite moyenne suppurée, douleurs d'oreille très violentes n'ayant disparu qu'au moment de la perforation spontanée du tympan, avec écoulement de pus par le conduit.

L'écoulement a persisté depuis ce moment jusqu'à il y a un mois ; depuis sa disparition, céphalalgie, douleur au niveau de la mastoïde ; apyrexie.

Au bout d'un mois, ne constatant aucune amélioration dans son état, la malade se décide à entrer à l'hôpital.

A l'examen, pas de température. Un peu de rougeur, de chaleur et d'œdème au niveau de l'apophyse mastoïde, la pression digitale éveille de la douleur.

Aucun écoulement par le conduit auditif externe. M. Monod prie M. Broca d'examiner cette malade, et ce dernier après examen, conclut à l'indication de trépaner cette mastoïde, opération qui fut pratiquée le 15 *janvier* 1893. La mastoïde est attaquée avec le ciseau, au niveau de l'antre, mais on ne trouve pas de pus. Apophyse certainement éburnée. Au fond de la cavité on voit l'aditus dans lequel passe le stylet.

Cette intervention eut pour résultat de faire cesser le céphalalgie, et dès le premier soir la malade put dormir.

La malade quitta l'hôpital 8 jours après et revint au pansement tous les quatre jours.

Revue à la fin de *février*. Cicatrisation complète. Pas de douleurs, ni de céphalalgie.

OBSERVATION XVI. — *Eburnation douloureuse de l'apophyse (Otorrhée ancienne). — Evidement infructueux de l'apophyse.*

Nég..., 18 ans, vient à la clinique le 21 *avril* 1892. Se plaint d'entendre des bourdonnements à gauche et d'avoir des douleurs très vives et spontanées dans toute la région apophysaire gauche. Les douleurs sont augmentées par la pression au niveau de l'insertion mastoïdienne du sterno-mastoïdien. Elles irradient surtout en arrière et en bas. Il existe en même temps une suppuration ancienne de l'oreille et on trouve une perforation de la membrane du tympan.

Le traitement de l'otorrhée continué pendant plusieurs mois amène la disparition de l'écoulement mais non la cicatrisation de la membrane et les douleurs persistent avec des alternatives d'aggravation et d'atténuation malgré tous les traitements qu'on emploie (sangsues d'Horteloup, chlorure de méthyle). Elles deviennent tellement intolérables qu'elles empêchent tout sommeil. La malade maigrit, perd l'appétit et nous nous décidons à pratiquer la trépanation le 2 *décembre* 1892.

Incision, décollement du périoste facile, mais quand on attaque au ciseau l'apophyse mastoïde, on trouve un os dur éburné, dans lequel on a de la peine à créer un orifice. On ne trouve pas de cellules à la place où on les rencontre habituellement. L'orifice paraissant assez grand, la plaie est fermée, suturée avec soin et pansée. Le pansement est enlevé au 7ᵉ jour, et la plaie se réunit par première intention.

Pendant les jours qui suivirent cette opération, la malade paraît aller mieux, elle dort, mange, mais ne trouve pas que les douleurs aient disparu.

Elle quitte la clinique au bout de quelques jours sans être très améliorée ; elle se plaint toujours de douleurs et ces douleurs deviennent si intolérables que nous tentons une seconde intervention le 7 *juin* 1893. Cette fois-ci on évide encore plus complètement la région mastoïdienne jusqu'au canal de l'antre, réunion par première intention : nous devons dire que cette seconde intervention n'est pas non plus suivie de succès au point de vue fonctionnel.

Pour tracer un cadre complet des affections de la région mastoïdienne, il nous resterait à parler de la syphilis et de la tuberculose, des tumeurs bénignes ou malignes (sarcomes, carcinomes), des kystes sébacés et dermoïdes.

Mais nous ne voulons pas nous appesantir sur ces raretés, car ces affections sont ou bien rares par elles-mêmes, ou bien rarement disposées de façon à prêter à l'erreur.

Lorsque l'erreur est possible, est-elle toujours évitable ? Schwartze — dont la compétence est si grande — a plongé un jour le bistouri dans un sarcome mastoïdien qu'il prenait pour un abcès : que son exemple serve de leçon aux présomptueux du diagnostic.

Quant au cholestéatome, nous en dirons simplement ceci : dans bien des cas on croit avoir affaire à une suppuration chronique de l'oreille moyenne et en opérant on tombe sur un cholestéatome de l'apophyse que rien ne permettait de soupçonner à l'avance.

§ 4. — **Indications thérapeutiques**.

Pour étudier avec fruit le traitement des mastoïdites aiguës, il importe de distinguer deux cas, selon que la complication apophysaire survient au cours d'une otite aiguë ou d'une otite chronique. C'est surtout sur le premier de ces deux cas que nous insisterons pour le moment (1).

I. — Mastoidite résultant d'une otite aigue. — On a beaucoup discuté et disserté sur les indications thérapeutiques dans les mastoïdites qui compliquent les otites aiguës, et cela surtout, comme nous le verrons au fur et à mesure de cet exposé, pour tâcher de restreindre les indications opératoires. Cette justification de la timidité semble avoir été le but principal de la plupart des auristes : mais nous devons reconnaître, toutefois, que quelques-uns ont com-

(1) LUBET-BARBON et ALFRED MARTIN, Traitement des suppurations mastoïdiennes. *Bull. et Mém. de la Soc. franç. d'otol., de laryng. et de rhinol.*, Paris, 1894, t. X, p. 53.

battu pour les interventions précoces et radicales. Pour faire connaître immédiatement notre manière de voir, nous dirons que ceux-là nous semblent être, en principe, dans le vrai. Pourtant nous sommes loin de prétendre qu'il faille toujours ouvrir l'apophyse enflammée, et nous pensons que pour préciser les indications on doit diviser les faits en deux grandes catégories : avec ou sans abcès extérieurement appréciable.

a) Il n'y a pas d'abcès extérieur. — Nous avons tâché de faire voir, dans les pages précédentes, que toute otite moyenne aiguë s'accompagne d'une inflammation semblable des cellules mastoïdiennes. Mais dans la plupart des cas, le canal de l'antre restant perméable, le pus s'évacue bien sans qu'il soit nécessaire d'agir sur l'apophyse : la lésion mastoïdienne n'exige pas un traitement spécial. On a sans doute proposé d'ouvrir les cellules à peu près dans toutes les otites aiguës : ce n'est pas à certains égards déraisonnable et peut-être le traitement des suppurations aiguës de l'oreille serait-il de la sorte mené avec plus de sécurité et de rapidité, mais étant donnés les bons résultats obtenus par les moyens simples et classiques, nous ne croyons pas devoir préconiser la trépanation de l'apophyse pour les otites aiguës accompagnées d'un peu de tension et de douleurs vers la mastoïde, c'est-à-dire pour la majorité des cas.

Mais lorsque, par suite de l'obstruction de la perforation tympanique ou de l'aditus, le pus est enfermé dans les cellules, lorsque, par conséquent, la complication mastoïdienne prime la maladie initiale ? Dans ces conditions mêmes, nous ne croyons pas qu'il faille prendre immédiatement le bistouri. Parfois, en effet, même à ce degré, la mastoïdite guérit toute seule ; et cette guérison devient fréquente si le traitement non opératoire est bien dirigé.

Comme traitement local et mastoïdien, la seule indication nette est à nos yeux de calmer la douleur, et nous ne saurions avoir la prétention d'amener, par des manœuvres à distance, la résolution de l'inflammation des cellules, qui peut se faire naturellement.

Par un traitement attentif et régulier, on obtient le plus souvent la guérison dans les cas légers, et même quelquefois lorsque la mastoïdite était déjà très prononcée, avec douleur vive, avec fièvre, avec œdème et rougeur derrière l'oreille. Mais si, malgré les soins que nous indiquerons, on n'observe pas la sédation rapide des symptômes, alors nous conseillons d'opérer sans attendre les accidents graves. Pour nous, les deux indications principales sont la persistance et l'acuité de la douleur rétro-auriculaire, l'intensité de la fièvre, la gravité des symptômes généraux, l'esquisse des accidents méningés. Evidemment, même lorsque les accidents sont sérieux, nous ne conseillons pas d'ouvrir l'apophyse si le tympan est intact ou insuffisamment ouvert : que l'on commence alors par bien évacuer la caisse, et souvent on sera surpris du résultat. Mais si, tout en constatant ces symptômes, on est sûr que rien n'est retenu dans la caisse, qu'alors on n'hésite plus, même si la région mastoïdienne paraît normale ou à peu près. Plusieurs fois nous sommes intervenus dans ces conditions, et nous n'avons eu qu'à nous en louer. Nous citerons par exemple notre observation XXVIII où, dès que l'apophyse a été ouverte, nous avons vu la céphalalgie cesser et la température tomber de 40° à 37°. Chez cette enfant, nous n'avons agi de la sorte qu'après avoir acquis la certitude que le traitement par les voies naturelles était impuissant. Mais quelquefois même, nous conseillons de ne pas tenter ce traitement et c'est ainsi que dans notre observation II la trépanation de l'apophyse a été faite d'urgence, sans prendre le temps de vérifier l'état du tympan et de la caisse, chez un enfant apporté à l'hôpital dans le coma, avec une fièvre vive : et dès le lendemain la résurrection était remarquable (1).

Dans les cas de ce genre, donc, nous nous laissons guider par les symptômes généraux, sans nous lais-

____

(1) POMEROY, *Soc. amér. d'otol.*, 1886, t. III, p. 680. — TH. HEIMANN, *Ann. des mal. de l'or. et du lar.*, 1891, t. XVII, p. 328. — DALBY (et discussion), *Med. chir. trans.*, London, 1885, t. LXVIII, p. 115.— SUNÉ Y MOLIST, *Cong. intern. d'otol. et lar.*, Paris, 1889, p. 14.

ser retenir par l'intégrité apparente de la région mastoïdienne, par l'absence d'abcès en particulier ; et c'est ainsi que, plus radicaux que Politzer, nous entendons la trépanation précoce.

Lorsque Politzer vint lire à la société d'otologie, de laryngologie et de rhinologie de Paris le mémoire que nous avons déjà cité à diverses reprises, plusieurs de ses collègues, en particulier Gellé (1), Lœwenberg (2), n'ont pas souscrit à ses conclusions, l'ont presque accusé de témérité et ont déclaré que, sans opération, ils guérissaient presque tous leurs malades. Or nous ne pensons pas que les opérations de M. Politzer aient été d'une précocité si hasardeuse. Nous n'en voulons pour preuve que les observations qu'il produit. L'auteur s'attache à démontrer que la mastoïdite grippale, particulièrement grave, doit être ouverte de très bonne heure ; et pour étayer son opinion il nous rapporte l'histoire d'une femme de 35 ans qui, prise d'influenza en décembre 1891, fut traitée à partir du 3 janvier (par un autre médecin) pour une otite aiguë, fut prise de mastoïdite nette dans les premiers jours de février, entra

(1) On trouvera en outre les idées de M. Gellé défendues dans la thèse de son élève ORGOGOZZO et dans un mémoire que celui-ci a inséré dans les *Annales des maladies de l'oreille et du larynx*, 1892, p. 821.

(2) M. LŒWENBERG avait déjà soutenu énergiquement ces opinions conservatrices devant le *Congrès de chirurgie* en 1885, 1re session, p. 642.

le 1ᵉʳ mars à la clinique et là ne fut trépanée que
le 12 mars, à cause d'accidents cérébraux graves
(coma ; 39°5), quoique dès l'entrée elle eût un abcès
rétro-auriculaire et une chute considérable de la paroi postéro-supérieure du conduit. Au total, 6 semaines ont été perdues, et la mort par abcès cérébral n'est pas faite pour nous surprendre. Si nous
avions eu à argumenter Politzer sur sa communication, nous n'aurions donc pas un instant songé à le
quereller sur sa témérité puisque, dans notre pratique personnelle il ne nous est jamais arrivé de
laisser évoluer pendant 12 jours une mastoïdite
avec abcès. Car si l'opération nous paraît *urgente*,
comme nous venons de le dire, dans certains cas où
la région mastoïdienne n'est même pas œdémateuse,
dès qu'il y a abcès l'urgence n'est plus contestable.

OBSERVATION XVII. — *Mastoïdite aiguë sans abcès.* — *Guérison par trépanation.*

F. Co..., 30 ans ; otite moyenne aiguë *a frigore*, avec douleurs très vives dès le début, empêchant le sommeil et avec
une tension excessive dans toute la tête. Vue au 3ᵉ ou 4ᵉ jour de
son otite, en *avril* 1892. Petite perforation, membrane bombée,
douleurs à la pression sur l'apophyse, sans modification des téguments. Paracentèse. Douche d'air.

Amélioration pendant le premier jour, mais deux jours après,
l'orifice de la perforation est fermé par un petit bourgeon char-
nu. Agrandissement de la perforation, ablation du bourgeon à
la curette.

Deux jours après, même obstruction, même traitement, qui amène une légère sédation. Mais l'apophyse devient plus douloureuse, un peu gonflée, l'état général devient moins bon, il y a des frissons et de la fièvre.

Trépanation. Téguments externes sains. Après décollement soigné du périoste, la corticale paraît saine, mais avec une coloration légèrement bleutée : trépanation au lieu d'élection, qui conduit rapidement dans une cavité purulente, sutures, drainage.

Guérison au bout d'un mois, sans incident. Audition normale.

OBSERVATION XVIII. — *Mastoïdite aiguë sans abcès. — Trépanation. — Guérison.*

Cav..., 3 ans, *juin* 1893. Otite moyenne suppurée consécutive à la grippe, datant d'environ 3 semaines, chez un enfant chétif, pâlot. Lorsqu'il nous est amené, on constate un écoulement très abondant, filant et muqueux, se faisant jour par une petite perforation qui est encore diminuée par la présence de granulations rouges dans la caisse.

Douleurs à la pression sur l'apophyse. Paracentèse. Douche d'air, évacuation d'une énorme quantité de liquide muco-purulent pendant la nuit qui suit. Amélioration. Au bout de 5 jours la perforation est de nouveau ponctiforme, gonflement et rougeur en arrière du pavillon. Nous prévenons les parents de la probabilité d'une opération ; nouvelle paracentèse, sachets de glace en permanence sur l'apophyse. Diminution de la rougeur. Pendant 15 jours, l'écoulement se fait bien et nous pensions avoir évité l'opération lorsque de nouveau, après une nuit d'insomnie, l'enfant nous est ramené et nous constatons que l'apophyse est tuméfiée et rouge.

Les mêmes moyens qui nous avaient réussi une première fois

sont de nouveau employés mais sans succès et nous pratiquons l'opération.

Section des parties molles et du périoste, pas de pus collecté. La corticale paraît saine, mais la trépanation pratiquée au lieu d'élection nous montre qu'elle est très mince et le premier coup de ciseau fait sourdre le pus. Ouverture de l'antre granuleux, curettage, tamponnement, pansement ordinaire.

Guérison au bout de deux mois, sans incident.

Revu en parfait état en *décembre* 1894.

b) *Il y a un abcès extérieur.* — Nous avons, dans notre description clinique, indiqué les deux variétés d'abcès : rétro-auriculaire et rétro-maxillaire, cette dernière étant tout à fait exceptionnelle. Actuellement, nous n'aurons en vue que l'abcès rétro-auriculaire.

Lorsqu'un abcès est collecté derrière l'oreille, la pratique vieille comme le monde consiste à l'inciser. Or cette pratique, remise en honneur à notre époque sous le nom d'*incision de Wilde*, nous semble devoir être définitivement repoussée.

Wilde, nous le savons, n'a jamais proposé de traiter par l'incision simple l'inflammation des cellules mastoïdiennes. Il a conseillé, étant donné un abcès mastoïdien, de faire une *incision d'attente*, qui sera définitivement curatrice s'il s'agit d'une périostite, qui sera suivie de la trépanation de l'apophyse si les accidents ne cèdent pas au bout de 24 à 48 heures. Nous portons sur cette incision d'attente exactement

le même jugement que M. le professeur Duplay :
« Cette pratique, adoptée par la plupart des auristes,
me paraît sans avantage et fait perdre un temps précieux. S'il y a réellement du pus dans les cellules
mastoïdiennes, l'incision extérieure est sans action,
et il est certain pour moi qu'elle a seulement réussi
à calmer les accidents dans les cas où il ne s'agissait
pas d'une inflammation mais d'une simple périostite. »

Malheureusement, tous les chirurgiens ne sont
pas de l'avis de ce maître et quelques-uns, redoutant
les résultats d'une trépanation, imbus en outre de
cette idée fausse que dans la plupart des cas le gonflement rétro-auriculaire est dû simplement à de
la périostite, ont pensé qu'il suffirait d'ouvrir cet
abcès rétro-auriculaire, en faisant dans la région une
incision profonde, comprenant les parties molles et
le périoste. Cette incision a certainement l'avantage
de supprimer par débridement les douleurs dues à
la rétention du pus sous le périoste ; mais, excepté
dans les cas décrits par M. le professeur Duplay, la
périostite n'est pas toute la maladie ; elle n'est que le
symptôme et l'expression de la suppuration profonde
des cellules mastoïdiennes. En réalité, dans les cas
que nous visons, l'incision de Wilde n'aura pour résultat que d'ouvrir une des deux collections purulentes, la plus externe, la moins dangereuse, tandis que
l'autre, la plus profonde, continuera son évolution.

L'incision de Wilde n'est autre chose que l'ouverture artificielle d'un abcès qui se serait ouvert spontanément quelques jours plus tard, entraînant à sa suite une fistule.

Sans doute, après cette intervention, les douleurs cessent, l'état général s'améliore, l'écoulement diminue comme après l'ouverture spontanée, mais le plus souvent cette amélioration ne dure que peu de jours. De deux choses l'une : ou bien les accidents de suppuration intra-mastoïdienne reparaissent avec toute leur gravité, et malgré qu'on ait fait l'incision de Wilde, on est obligé de pratiquer la trépanation ; ou bien la corticale se perfore sans éclat, de dedans en dehors, par carie osseuse, et une fistule s'établit entre le système cellulaire et l'extérieur. Aussi nous demandons-nous comment MM. Gellé et Lœwenberg, par exemple, ont pu depuis plusieurs années guérir toutes les mastoïdites qu'ils ont eu à traiter sans trépaner une seule apophyse, en considérant l'incision de Wilde comme la plus grave des interventions utiles. Nous ne contestons pas les succès possibles de l'incision simple de la collection rétro-auriculaire : on observe bien de temps à autre la guérison après ouverture spontanée de l'abcès. Lorsque l'apophyse s'est spontanément et largement trépanée, le pus des cellules s'écoule au dehors, les séquestres, s'il y en a, s'éliminent et la cicatrisation a lieu comme après la trépanation chirurgicale. Mais cette perforation spontanée n'est pas la règle. En général l'os se dénude simplement, sans se perforer. Et qu'on n'aille pas dire que ces fistules et abcès récidivants sont rares : nous en avons opéré plus de cinquante et presque tous ces malades avaient été soumis à l'incision de Wilde.

Nous croyons donc que les succès de cette thérapeutique seraient tout à fait exceptionnels s'ils n'étaient alimentés par des erreurs fréquentes de diagnostic avec les diverses formes de la lymphangite péri-auriculaire, et c'est pour cela que nous avons longuement insisté sur les caractères de cette lésion. Ce diagnostic, nous l'avons dit, restera quelquefois obscur, et c'est pour cela que nous recommandons, après toute incision d'abcès rétro-auriculaire, d'explorer attentivement l'os sous-jacent, de vérifier si la mastoïde n'a pas un point dénudé. Qu'on nous montre, alors, la mastoïde étant dénudée (et non spontanément trépanée) des malades guéris par l'incision simple ; et nous demandons, en outre, que ces malades soient suivis pendant longtemps, car nos observations XIX et XX nous font voir des récidives plus ou moins lointaines après un succès apparent de l'incision simple. Nous en relaterons ici deux exemples, entr'autres :

OBSERVATION XIX. — *Abcès mastoïdien.* — *Incision simple.* — *Cicatrisation.* — *Persistance des douleurs.* — *Trépanation de l'apophyse.* — *Guérison.*

M. X..., 46 ans, pendant un séjour en Espagne, a eu au

commencement de 1890 l'influenza, en même temps une otite moyenne suppurée droite. Au bout de très peu de temps, douleurs très vives de la région apophysaire et formation d'un abcès derrière l'oreille. On fait l'incision de Wilde : il s'écoule une assez grande quantité de pus, mais les douleurs ne cessent pas, elles deviennent assez violentes pour que le malade ne puisse plus se livrer à aucun travail et soit obligé de garder le lit. Le même état se prolonge avec frissons et accès de fièvre, jusque vers le mois de juillet, moment où le malade vient en France. L'écoulement par le conduit n'est pas considérable. Il y a une perforation de la membrane à sa partie antéro-inférieure, mais l'apophyse est toujours extrémement douloureuse. Surdité complète à droite.

Le 12 *septembre* 1890, ouverture de l'apophyse, très peu de pus dans les cellules superficielles. Pansement 8 jours après l'opération. Guérison rapide : le 15 *novembre* le malade quittait Paris ne souffrant plus, la perforation de la membrane du tympan fermée et l'audition comme avant l'écoulement.

OBSERVATION XX. — *Abcès mastoïdien ; incision simple.* — *Récidive deux ans après.* — *Fistule mastoïdienne.* — *Trépanation.* — *Guérison.*

Bes... (Pierre) âgé de 9 ans, entre le 7 *juin* 1893 à l'hôpital Trousseau, salle Denonvilliers. Les parents, qui sont bien portants, ont perdu un enfant de la rougeole. La mère raconte que l'oreille gauche de son enfant coule depuis le tout jeune âge, avec des arrêts de quelques jours et des recrudescences. L'oreille droite n'a jamais coulé.

Il y a deux ans est survenu derrière l'oreille un abcès qui a été incisé et s'est fermé au bout de 15 jours. Mais il y a un mois s'en est formé un autre, gros comme un œuf, qui s'est ouvert spontanément.

Actuellement, il persiste deux fistules rétro-auriculaires, larges chacune comme une pièce de 0.20 centimes, bourgeonnantes. L'apophyse entière est douloureuse à la pression. Le conduit est obstrué complètement par un polype.

15 juin. — Trépanation de l'apophyse au lieu d'élection, où elle présente un orifice, n'admettant que le stylet, entouré d'os dur et épais. Après curettage des cellules, qui contiennent des masses peu abondantes, d'aspect caséeux, le protecteur est introduit dans le canal de l'antre, très large et plein de fongosités ; le conduit est décollé, puis la caisse est ouverte. Le marteau a été trouvé au milieu des fongosités ; l'enclume n'a pas été vue. Il n'y avait ni séquestres, ni carie. Tamponnement à la gaze iodoformée par la plaie et par le conduit.

Les pansements ont été faits comme de coutume. L'enfant a été emmené par ses parents le 10 *août*, ayant encore une cavité partout bien granuleuse. Température maxima (rectale) : 37°8. Puis il est revenu, mais irrégulièrement, au pansement.

Sur notre demande, on l'a ramené à notre examen le 26 *décembre* 1893. La cicatrisation est parfaite. Mais il persiste un peu d'otorrhée, soignée très irrégulièrement. La mastoïde n'est pas douloureuse.

Nous arrivons ainsi à conclure que, lorsqu'on trouvera l'os dénudé au fond d'un abcès rétro-auriculaire — et nous en dirons autant des abcès péripharyngiens à origine mastoïdienne — il sera indiqué d'ouvrir immédiatement les cellules. L'incision d'attente n'est justifiable que si, en cas d'urgence, on n'a pas sous la main les instruments nécessaires pour mener à bien l'intervention radicale et si on croit cependant plus prudent de ne pas abandonner pendant plus longtemps l'abcès à lui-même. En voici deux exemples :

Observation XXI.— *Abcès mastoïdien. — Incision d'attente. — Trépanation. — Guérison.*

Dum... (Charlotte) âgée d'un an.

J'ai été appelé auprès de cette fillette le 29 *juillet* 1893, par mon ami le Dʳ Schrœder. C'est une enfant vigoureuse, élevée à la campagne (au biberon) dont les antécédents personnels et héréditaires sont excellents. Elle n'a eu aucune des maladies aiguës de l'enfance et il y a huit jours, sans otorrhée préalable, elle a été prise de fièvre, bientôt suivie d'un gonflement rétro-auriculaire. Le 28 *juillet*, l'enfant est amenée à Paris ; le soir même M. le Dʳ Schrœder évacue le pus par une ponction faite au point culminant de l'abcès, et il me prie de venir examiner l'enfant le lendemain.

Je trouvai un gonflement encore considérable. Par l'incision sortait un liquide citrin. Pas d'otorrhée.

Immédiatement je trépanai la mastoïde que l'incision me fit voir dénudée sur une surface égale à celle d'une pièce de un franc ; et là je trouvai une surface large comme une lentille où l'os était dépressible. Après ablation de cette lamelle à la curette, je trouvai du pus dans une loge mastoïdienne, qui fut curettée. Il n'y avait rien d'appréciable dans le canal de l'antre.

Une mèche dans la plaie qui fut suturée, une autre dans le conduit.

3 *août*. — L'enfant va très bien. Le pansement est changé, la suppuration est nulle dans le conduit. Quelques gouttes de pus sur le bout profond de la mèche postérieure. Je remets une mèche, peu serrée, qui est retirée le 8 août.

23. — Il reste encore un petit point granuleux à l'angle où

sortait la mèche. L'enfant repart pour la campagne, où elle a été complètement guérie en quelques jours.

Depuis elle se porte très bien, ainsi que me le dit le 15 *décembre* 1893 M. le Dr Schrœder.

OBSERVATION XXII. — *Abcès mastoïdien. —. Incision d'attente. — Trépanation consécutive de l'apophyse. — Guérison.*

Kuen... Edouard, 9 ans 1/2, entré le 4 *août* 1893 à l'hôpital Trousseau, salle Denonvilliers.

Sur 16 enfants, 8 sont morts ; le père est atteint de bronchite chronique.

L'enfant est de bonne santé habituelle. Il y a 8 jours, il a été pris de douleurs auriculaires droites très vives, avec gonflement mastoïdien, fièvre, épistaxis répétées. On lui a donné sans succès du sulfate de quinine et au bout de 2 à 3 jours, l'oreille s'est mise à couler.

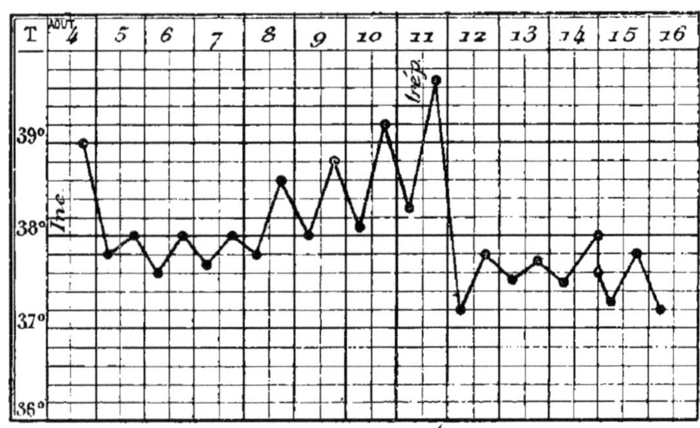

Actuellement, il existe à droite un gonflement rétro-auriculaire intense, avec douleur et rougeur à la pression : le sterno-mastoïdien est contracturé, les mouvements du cou sont douloureux.

Le 5 *août*, en mon absence, M. Manson, interne du service, fit l'incision simple de l'abcès et pendant 3 jours la fièvre tomba de 39° à 38° ; mais elle ne tarda pas à remonter et les douleurs persistèrent. Le 11, elle dépassait 39° et le 12 au matin l'apophyse fut trépanée au lieu d'élection.

Dès le lendemain, la fièvre cessait pour ne plus reparaître ; de même les douleurs.

17. — L'enfant fut emmené par ses parents qui promirent de le ramener au pansement. Ils ne tinrent pas parole, mais le firent panser à un dispensaire.

La cicatrisation fut obtenue en un mois environ. Sur notre demande l'enfant nous a été présenté le 25 *décembre* 1893. La cicatrisation est parfaite, la mastoïde est indolente, l'otorrhée est tarie. Voix chuchotée à 2 mètres, montre à 0.05 c.

Une question mérite encore d'être soulevée : les sujets atteints d'abcès mastoïdien relèvent souvent d'une maladie aiguë, de la scarlatine en particulier ; parfois même de cette scarlatine ils ont conservé une albuminurie plus ou moins abondante. Ne conviendrait-il donc pas, pour leur laisser le temps d'entrer plus franchement en convalescence, de les soumettre d'abord à la simple incision, pour entreprendre la trépanation plus tard, lorsqu'ils seront mieux en état de supporter une intervention plus complexe ? Nous ne le pensons pas, et sauf certains cas de cachexie grave, en présence desquels nous ne nous sommes jamais trouvés, nous conseillons d'opérer même les albuminuriques, persuadés que la suppression aussi rapide et aussi radicale que possible de tous les foyers infectieux connus est, malgré qu'on ait prétendu, le meilleur moyen de traiter les infections viscérales secondaires. Nous renvoyons à cet égard à notre observation XLVIII (dont le sujet en outre est un tuberculeux), et nous relaterons ici un fait analogue. Chez ces deux malades, nous n'avons pas pratiqué seulement la trépanation de l'antre, mais l'opération, bien plus laborieuse et plus complexe, qui consiste à ouvrir à la fois l'apophyse et la caisse. Nous reconnaissons d'ailleurs sans difficulté que, chez le malade de l'observation XXIII, nous nous en tiendrions aujourd'hui à la trépanation de l'apophyse et au curettage de l'aditus, comme nous allons le dire dans un instant.

OBSERVATION XXIII. — *Abcès mastoïdien.* — *Trépanation de l'apophyse et de la caisse.* — *Guérison.*

Ho., (Max), entré le 20 *juillet* 1893, à l'hôpital Trousseau, salle Denonvilliers.

Rien à noter dans les antécédents héréditaires. A 2 ans, l'enfant a eu la coqueluche, à 3 ans, la diphtérie. En outre, à 2 ans il a eu à la paroi thoracique deux abcès dont il porte les cicatrices.

Au mois de mai dernier, il a eu la scarlatine et depuis il est resté albuminurique. C'est peu de temps après, il y a 2 mois, qu'il a été pris d'écoulement abondant de pus par l'oreille droite, et il y a 15 jours est survenu l'abcès mastoïdien, précédé d'une fièvre très intense, avec douleurs dans l'oreille droite, agitation, un peu de délire.

Actuellement, il existe derrière l'oreille droite un gros abcès. Le conduit est plein de pus fétide. La région mastoïdienne est douloureuse à la palpation. L'enfant est pâle, a les paupières un peu œdémateuses, est amaigri. L'examen des urines révèle une albuminurie abondante. L'enfant tousse un peu, mais ne présente rien de net à la percussion ni à l'auscultation.

20 juillet. — L'abcès est incisé et la mastoïde est trépanée autour d'une perforation spontanée située à 1 cm 1/2 en arrière du conduit et par laquelle sortent des fongosités. Le canal de l'antre, très large et plein de fongosités est ouvert sur le protecteur. Je n'ai pas ramené d'osselet au milieu des fongosités de la caisse.

L'enfant a quitté l'hôpital en novembre, encore porteur d'une fistule mastoïdienne, pour laquelle il est venu se faire panser régulièrement deux fois par semaine.

Le tamponnement fut à un moment fait trop par la plaie rétro-auriculaire, et pas assez par le conduit, qui s'atrésia, d'où un retard dans la guérison.

Le conduit fut donc, à partir de la fin de *décembre*, méthodiquement tamponné, bientôt il ne suppura plus et le 30 *janvier* la fistule rétro-auriculaire se fermait.

24 février 1894. — La cicatrisation se maintient. L'oreille ne coule pas. Pourtant la paroi postérieure du conduit, dans sa partie la plus profonde, présente une surface granuleuse, non cicatrisée.

Depuis ce moment, l'enfant est ramené de temps à autre à l'hôpital pour une otorrhée intermittente et légère, qui cède chaque fois qu'on fait pendant quelques jours avec régularité des instillations de glycérine phéniquée. La cicatrisation rétroauriculaire se maintient.

Pour terminer, nous nous occuperons d'un cas exceptionnel, puisque nous n'en avons qu'une seule observation, mais important en pratique : celui des mastoïdites aiguës bilatérales. Dans ce cas, nous croyons que le mieux est d'opérer les deux côtés en une seule séance : la trépanation simple de l'apophyse est une intervention très bénigne, qu'un chirurgien exercé achève en moins d'un quart d'heure, et il n'y a aucun inconvénient à la pratiquer deux fois de suite sur un malade. Cette conduite — différente de celle que nous préconiserons pour les mastoïdites chroniques bilatérales, bien plus fréquentes — nous a donné un succès rapide et complet.

OBSERVATION XXIV. — *Abcès mastoïdiens aigus.* — *Trépanation bilatérale.* — *Guérison.*

Den... Isabelle, 6 ans 1/2 est amenée le 3 *janvier* 1894, à l'hôpital Trousseau.

Antécédents héréditaires bons ; le père est cependant atteint d'une maladie d'Addison.

L'enfant a eu la rougeole au mois de *juillet* 1893, et a depuis longtemps des glandes au cou. Au mois d'octobre 1893, l'oreille droite a commencé à couler ; peu de jours après, l'oreille gauche fut prise. Le pus qui sortait avait une odeur quelquefois très fétide.

L'écoulement cessa vers le 15 *décembre*, mais en même temps apparut une grosseur derrière l'oreille droite, bientôt il en vint une également derrière l'oreille gauche.

Le 3 *janvier* 1894, l'enfant vient à l'hôpital. Elle présente à droite un abcès gros comme une noix, situé derrière l'extrémité supérieure du pavillon de l'oreille ; à *gauche* l'abcès, gros comme une noisette, est situé derrière le 1/3 supérieur du pavillon.

Opération le 3 *janvier* 1894. A *droite*, incision de l'abcès.

Au fond, l'os présente une petite perforation, large comme une lentille. La curette entre dans une cavité grosse comme un petit pois. Le stylet ne pénètre nulle part. Trépanation au lieu d'élection. On trouve du pus dans les cellules mastoïdiennes, qui restent séparées de la cavité précédente par un mur que l'on fait sauter au burin. On fait le curettage des cellules, puis, le canal de l'antre paraissant en bon état, on met un drain et on suture.

A *gauche*, on incise également l'abcès et on trouve un point dénudé symétrique de celui du côté opposé. En l'évidant à la curette, on arrive en haut à la dure-mère ; on fait la trépanation au lieu d'élection et l'on trouve les cellules pleines de pus. Elles sont plus vastes que celles du côté opposé. Drain, suture.

Examen bactériologique du pus par M. Péron : des deux côtés, streptocoque.

10 *janvier*. — Premier pansement. La suture a échoué. Ablation des fils et des drains. Tamponnement à la gaze iodoformée. L'enfant a quitté l'hôpital le 10 *janvier* et depuis est venue se faire panser deux fois par semaine.

Guérison le 24 *mars* 1894. Il n'y a plus trace d'otorrhée. Pas de douleur, audition bonne. Etat général excellent.

Reste à nous demander quelle doit être, dans ses grands traits, l'opération, et si on doit s'en tenir à l'ouverture des cellules ou au contraire aller plus loin et pénétrer jusque dans la caisse. Nous n'avons en vue, qu'on ne l'oublie pas, que les complications mastoïdiennes des otites aiguës.

La réponse à cette question est contenue en puissance dans notre paragraphe d'anatomie et de physiologie pathologiques. Là nous avons dit que, pour nous, en pathologie, la lésion mastoïdienne l'emporte de beaucoup en importance sur la lésion de la caisse ; nous avons montré comment parfois la caisse tend à guérir, guérit même, lorsque, l'aditus se bouchant, l'abcès mastoïdien se déclare et évolue. De là résulte qu'en principe il faudra ouvrir les cellules, mais respecter la caisse, dont le drainage large est inutile : il est de règle qu'après cette ouverture l'écoulement de la caisse se tarisse de lui-même, que le tympan se cicatrise, sans qu'il soit besoin d'agir directement sur lui. Il est cependant des sujets chez lesquels, après avoir bien curetté les cellules, on trouve le canal de l'antre large, rempli de fongosités et de pus, entouré d'os rouge, raréfié, friable sous la curette. Pour les abcès mastoïdiens avec otite moyenne récente, ces cas sont rares, nous le voulons bien, mais enfin ils existent, et nous croyons de bonne chirurgie de se laisser guider de proche en proche par des lésions constatées. Il faut avoir pour but de s'en tenir à la trépanation simple, mais ne pas ériger ce précepte en loi absolue, au mépris des constatations locales faites chemin faisant. Chez plusieurs enfants, l'un et l'autre, opérant ensemble ou séparément, avons ainsi été conduits jusque dans la caisse. Quelques-uns de ces sujets ont sans doute conservé pendant plusieurs mois une cavité suppurante, mais la plupart ont guéri vite et bien et tous ont fini par guérir. Nous déclarons, en y insistant, que c'est une méthode d'exception, mais il suffira de lire les deux observations suivantes pour se convaincre qu'elle est quelquefois justifiée. Par contre, nous ne faisons aucune difficulté pour concéder que chez les malades des observations XXIII et XXVII nous avons probablement été trop vite en besogne, et que la trépanation simple aurait sans doute suffi.

OBSERVATION XXV. — *Abcès mastoïdien.* — *Trépanation de l'apophyse et de la caisse.* — *Guérison.*

Del... Yvonne, 14 mois, est présentée le 29 *juin* 1893 à la consultation de l'hôpital Trousseau. Cette enfant, dont les antécédents héréditaires sont bons, a été nourrie au sein par sa mère jusqu'à l'âge de 5 mois ; depuis, elle est au biberon. Au mois de *décembre*, elle a eu une bronchite ; au mois de *février*, la rougeole ; au mois d'*avril,* un abcès anal dont je l'opérai le 14, et qui est aujourd'hui complètement guéri. Elle a de l'impétigo du cuir chevelu, du coryza, des croûtes aux narines.

Il y a 6 semaines, elle a commencé à avoir de l'otorrhée à gauche, puis il y a 8 jours, la mère s'est aperçue qu'il existait un gonflement derrière l'oreille. Ce gonflement a grossi progressivement : depuis 3 jours, il est stationnaire. L'enfant a de la fièvre depuis cette époque.

Actuellement, au milieu de l'apophyse mastoïde existe un abcès rouge et fluctuant, gros comme une noix, douloureux à la pression.

30 *juin.* — Après incision de l'abcès, la mastoïde dénudée fut trouvée assez friable pour être effondrée à la curette ; les cellules et surtout l'antre étaient pleins de pus et de fongosités. En évidant l'os friable, et sans prendre le burin, j'entrai jusque dans la caisse après destruction de la paroi postéro-su-

périeure du conduit et au milieu des fongosités de la caisse je ramenai les osselets.

Le pus examiné bactériologiquement par M. Péron était stérile.

La température atteignit 37°8 le matin du 2e jour.

Le premier pansement fut fait le 8e jour.

A partir de ce moment, l'enfant fut pansée régulièrement tous les 4 ou 5 jours.

30 *décembre* 1893. — Elle conserve derrière l'oreille un pertuis fistuleux.

A la fin de *février* 1894, la guérison est obtenue, il n'y a ni fistule rétro-auriculaire, ni otorrhée.

Observation XXVI. — *Abcès mastoïdien.* — *Trépanation de l'apophyse et de la caisse.* — *Guérison.*

Dél... Eugène, âgé de 4 ans 1/2 est entré le 25 *avril* 1893 à l'hôpital Trousseau (service spécial de la rougeole) et en est sorti le 25 *mai* avec l'oreille gauche suppurante et douloureuse. Cet écoulement, qui aurait commencé vers le 8e jour de la maladie s'est arrêté spontanément. Il y a environ une semaine que le gonflement rétro-auriculaire a débuté, et actuellement il existe un abcès mastoïdien typique recouvert d'une peau rouge et amincie.

Comme antécédent héréditaire, il est à noter que les parents ont perdu un enfant de méningite et un autre de bronchite.

L'enfant fut reçu le 2 *juin* à la salle Denonvilliers et l'opération fut immédiatement pratiquée ; sous l'abcès incisé, la mastoïde présentait une petite perforation spontanée, qui fut agrandie à la curette. Des fongosités avaient décollé et sectionné le conduit et je curettai les cellules mastoïdiennes, le canal de l'antre et la caisse. Tamponnement à la gaze iodoformée par la plaie et par le conduit.

Les pansements ultérieurs furent faits comme d'habitude, sans rien de spécial à noter, et l'enfant quitta l'hôpital le 7 *août* entièrement guéri.

17 octobre. — Il m'est ramené parce qu'il y a depuis la veille un léger écoulement purulent par l'oreille. La cicatrice mastoïdienne est en parfait état. A l'examen otoscopique, pas trace de tympan ; on voit le promontoire qui fournit un léger suintement. L'enfant a dès lors été traité par les instillations de glycérine phéniquée.

15 novembre. — L'otorrhée étant tarie, l'enfant est ramené parce qu'il souffre d'une bronchite pour laquelle il a été reçu à la salle Barrier, dont il est sorti le 4 décembre.

Actuellement (*janvier* 1894) il est en convalescence à Laroche.

OBSERVATION XXVII. — *Abcès mastoïdien avec paralysie faciale. — Trépanation de l'apophyse et de la caisse.— Guérison.*

Ver... Fernand, 2 ans 1/2, est amené le 26 *septembre* 1893 à la consultation de l'hôpital Trousseau.

Père inconnu, mère bien portante. L'enfant n'a pas eu de fièvres éruptives. Il a eu il y a trois semaines le muguet avec mal de gorge et fièvre. Il avait eu il y a longtemps de l'impétigo sur la tête. Il y a 12 jours que l'oreille s'est mise à couler et il y en a huit que la région mastoïdienne a commencé à se tuméfier. La paralysie faciale que présente l'enfant existe depuis trois semaines, à la suite de convulsions ayant duré 3 jours.

Opération le 27 septembre 1893.— Incision de l'abcès ; l'os est dénudé au-dessus de la mastoïde sur l'étendue d'une pièce de 2 francs. Il y a un simple pertuis dans l'os, par lequel sort une gouttelette de pus, en arrière et en haut du conduit. Trépanation et curettage de la cavité volumineuse de l'antre et de la caisse. Curettage de la caisse et ablation des osselets qui paraissent sains. Beaucoup de fongosités dans la caisse. Suture de la moitié supérieure de la plaie et du conduit. Tamponnement iodoformé.

Examen bactériologique par M. Halipré. Streptocoque pur.

Guérison rapide avec les pansements habituels. L'enfant n'est pas revenu à l'hôpital depuis la *fin de novembre*.

Le 6 *février* 1894, il a été examiné : Otorrhée assez abondante que l'on ne soigne pas. Derrière l'oreille, cicatrisation complète. L'ouïe paraît un peu affaiblie ; cependant la mère ne croit pas avoir remarqué qu'elle soit obligée de parler plus fort à l'enfant.

Ce qui précède indique que, contrairement à Politzer, nous conseillons de toujours ouvrir l'antre, d'explorer l'aditus. Politzer (1) pense que les cavités suppurantes de la mastoïdite ne communiquent presque jamais avec l'antre et qu'il ne faut jamais chercher à établir cette communication, sans quoi la cavité désinfectée serait de nouveau infectée par le pus venu de la caisse. La doctrine que nous cherchons à faire prévaloir est tout opposée à celle-là. Que parfois on ne trouve pas l'antre, étroit et oblitéré, nous le voulons bien, mais il faut le chercher de façon à vérifier son état.

II. Mastoïdite aiguë compliquant une otite moyenne chronique. — Lorsque c'est au cours d'une suppuration chronique de la caisse que survient, par

____

(1) *Loc. cit.*, p. 330.

suite d'une sorte de coup de fouet, une mastoïdite aiguë, avec ou sans abcès périmastoïdien, les indications thérapeutiques ne dépendent pas seulement de l'état des lésions mastoïdiennes, mais aussi de celui des lésions de la caisse.

Pour l'abcès mastoïdien envisagé en soi, la conduite à tenir est bien simple : elle est identique à celle que nous venons d'indiquer pour les mastoïdites aiguës, et elle consiste dans l'ouverture large et le drainage de l'abcès extérieur et des cellules mastoïdiennes. Cette intervention peut être aussi urgente qu'en cas d'otite aiguë, même lorsqu'il n'y a pas d'abcès extérieur, et c'est ainsi que nous avons opéré dans l'observation suivante :

OBSERVATION XXXVIII. — *Otorrhée ancienne avec mastoïdite aiguë sans abcès extérieur. — Trépanation de l'apophyse et de la caisse. — Guérison.*

Gros... Marie, âgée de 14 ans 1/2, entrée le 17 *septembre* 1893 à l'hôpital Trousseau, salle Giraldès.

Les antécédents héréditaires de cette enfant sont assez bons. Père et mère bien portants ; un frère de 14 ans aurait une maladie de poitrine ; un frère de 4 ans a été atteint en même temps que sa sœur d'un écoulement d'oreille qui a bien guéri par un traitement à la poudre d'iodoforme.

Elle même a eu la scarlatine en *juin* 1893, mais son oreille coulait auparavant, à la suite d'une chute sur la tête (?) En tout cas, l'oreille droite coulait depuis 3 mois 1/2, la gauche depuis 1 mois 1/2, lorsque survint la scarlatine après laquelle l'otorrhée est devenue plus abondante, en même temps que les douleurs augmentaient. Cette aggravation continuant, l'enfant entra à l'hôpital.

A l'entrée, suppuration de l'attique des deux côtés, avec polypes à gauche.

Malgré l'ablation d'un polype à gauche et le curettage de la

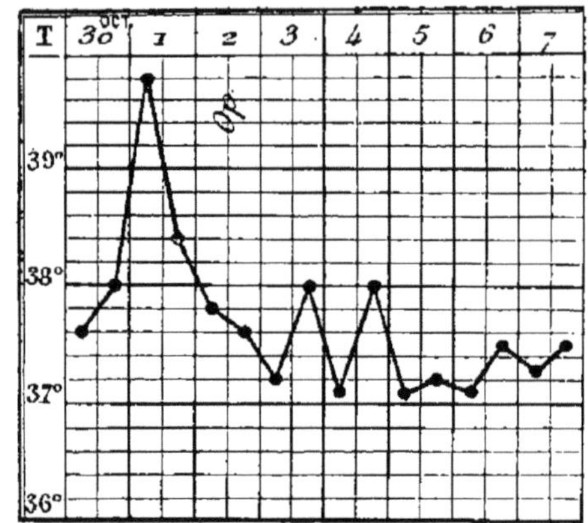

caisse, la mastoïde se prit d'une manière aiguë, la fièvre monta le 1er *octobre* à 39°8, en même temps que la douleur à la pression sur l'apophyse devenait intense, sans œdème, ni rougeur. Céphalalgie, état général sérieux et le 2 *octobre* l'opération fut faite d'urgence ; trépanation de l'apophyse et de la caisse. Carie des osselets.

Cette intervention eut pour résultat de faire tomber immédiatement la fièvre et de faire cesser les douleurs.

Les pansements ont été faits comme de coutume.

La plaie rétro-auriculaire était cicatrisée à la fin de *décembre* et l'otorrhée cessait, sous l'influence des pansements à la glycérine phéniquée, à la fin de *janvier*. Mais il persista de l'otorrhée à droite.

Du côté droit, **M. Boulay** constate qu'il existe un polype et un rétrécissement du conduit, dû peut-être à une exostose de la paroi inférieure.

10 *février* 1894. — Ablation du polype.

17. — Cautérisation des granulations au nitrate d'argent.

28. — Du côté gauche la guérison se maintient parfaite depuis un mois, sans fistule ni otorrhée, l'enfant ne portant aucun pansement. Ouïe très dure, des deux côtés, comme avant l'opération.

En *février* 1895, le résultat se maintient. L'enfant a été opérée du côté droit (Voy. obs. LXI).

Après avoir ouvert l'apophyse, on se comportera dans la profondeur selon les lésions constatées chemin faisant, en enlevant à la curette toutes les parties friables et cariées de la mastoïde, et de la sorte on sera parfois conduit à dénuder sur une étendue variable soit le sinus, soit la dure-mère, soit les deux. De même, et plus souvent, on constatera, en poursuivant de proche en proche les fongosités et le pus, qu'il faut faire sauter le canal de l'antre et entrer dans la caisse.

Mais si dans bien des cas on ne peut pas avoir décidé avec précision, avant de prendre le bistouri, jusqu'où il va être nécessaire de pousser l'intervention, il ne serait pas de bonne clinique de déclarer que cette conduite réalise notre idéal. Notre idéal, c'est d'établir, après diagnostic complet, un plan opératoire bien défini et c'est pour cela qu'il est indispensable d'avoir pratiqué à l'avance un examen méthodique de la caisse.

Dans les pages précédentes, en parlant des suppurations aiguës, nous avons en somme considéré la

caisse comme à peu près négligeable. Pour les otorrhées chroniques il n'en est plus toujours de même.
Sans doute, notre manière de voir ne change pas
lorsqu'il s'agit d'une inflammation chronique bornée à la muqueuse, mais elle doit être modifiée du
tout au tout lorsque sous la muqueuse les osselets ou
les parois de la caisse sont enflammés, atteints d'ostéite, de carie. Le diagnostic, il est vrai, n'est pas
toujours facile à établir entre ces formes muqueuse
et osseuse de l'otite moyenne chronique et suppurée. Nous possédons cependant quelques données
qu'il importe de mettre en lumière.

Lorsqu'il existe des lésions osseuses — des parois
de la caisse aussi bien que des osselets — c'est souvent
en haut qu'elles siègent, et celles-là seules nous in-
téressent, les caries du manche du marteau et de la
longue branche de l'enclume ne donnant pas lieu à
des mastoïdites : 1° sur les osselets, au niveau de la
tête du marteau et surtout du corps de l'enclume,
comme s'il y avait une sorte d'arthrite suppurée de
l'articulation située entre ces deux os ; 2° sur la caisse, au niveau des parois de la coupole appelée logette
des osselets ou « attique » et principalement sur la
paroi externe de cette coupole ou attique, (*pars ossea*
de la face externe de Walb, mur de la logette de
Gellé).

A quoi donc reconnaître qu'une suppuration vient
de l'attique ou le traverse ? C'est un point de diagnos-

tic que nous allons seulement esquisser, de façon à
en connaître juste le nécessaire à l'exposé de notre
sujet (1).

Une première variété est celle où la perforation
par laquelle le pus s'échappe de la caisse dans le
conduit siège sur la membrane de Shrapnell (2), quelquefois même au-dessus, dans le mur de la logette,
comme l'a fort bien montré S. Duplay. On peut alors
être certain que la suppuration vient de l'attique.
Mais il n'en est pas toujours ainsi, et bien des suppurations de la logette s'évacuent par une perforation
banale du tympan. Pour établir le diagnostic, il faut
alors, après avoir bien débarrassé le conduit, la
membrane et la caisse des produits (pus concret,
polypes) qui peuvent les encombrer, étancher complètement le pus avec des tampons de coton bien
sec et voir si le pus, qui bientôt apparaît de nouveau
pendant que l'on continue à regarder dans le spéculum, vient d'en haut, descend goutte à goutte le long
de la paroi interne de la caisse.

Si le pus vient décidément de l'attique, et si en
même temps il y a une mastoïdite, on peut être à peu
près certain qu'on aura à poursuivre la brèche os-

(1) Pour plus de détails sur les suppurations de l'attique,
voyez E. WEISMANN, *Traitement des suppurations de l'attique*,
Thèse de Paris, 1892-1893, n° 204.

(2) Voy. R. RAOULT, Des perforations de la membrane de Shrapnell, *Th. de doct.*, Paris, 1892-1893, n° 166.

seuse jusque dans la caisse, sans avoir besoin de se
livrer à l'avance à des explorations plus compliquées. Pourtant, il sera toujours bon de rechercher,
par l'exploration au stylet coudé, si dans l'attique on
ne rencontre pas un point osseux dénudé ; manœu-
vre il est vrai souvent délicate, et d'autre part souvent infructueuse même quand le squelette est malade : si un renseignement positif est une preuve
sans réplique, un renseignement négatif ne démontre rien.

Nous nous bornons, pour le moment, à cette étude
sommaire des indications opératoires : c'est en effet
en nous occupant des fistules mastoïdiennes que
nous allons avoir l'occasion d'entrer dans des déve-
loppements qui, pour une bonne part, s'appliqueront
aux abcès mastoïdiens des otites chroniques. Ces
notions se trouveront complétées par le chapitre
que nous consacrerons aux lésions mastoïdiennes
latentes qui compliquent souvent les otorrhées chroniques, par lésions de l'attique en particulier.

§ 5. — **Traitement des mastoïdites aiguës**.

I. TRAITEMENT NON OPÉRATOIRE. — Nous avons dit
qu'on pouvait considérer que la propagation aux
cellules de l'apophyse mastoïde de l'inflammation
siégeant primitivement dans la caisse était presque

la règle dans l'otite moyenne aiguë. La mastoïdite est donc en quelque sorte la compagne habituelle de l'otite. Il peut venir un moment où cette compagne prend le pas sur l'otite, évolue pour son propre compte, présente une symptomatologie particulière et entraîne des accidents qui lui sont propres.

Cette considération fait que dans toute otite aiguë on surveillera avec soin la marche de l'inflammation : on sera pour ainsi dire à l'affût de la mastoïdite, on aura pour préoccupation constante de l'empêcher et lorsqu'elle se sera produite à un léger degré, on tâchera d'avoir en main des moyens simples destinés à la faire rétrocéder. A ce titre, on prendra soin que le pus s'écoule facilement au dehors par le conduit. Si la perforation de la membrane est trop petite ou mal placée, on l'agrandira ; si besoin est, on en fera une large dans un point déclive de la membrane.

La douche d'air fréquemment répétée, plusieurs fois dans la journée, le cathétérisme si la douche d'air est insuffisante, aideront à l'évacuation du pus. Il faut insister sur la douche d'air donnée selon les règles : avec la poire, selon le procédé de Politzer. Son efficacité est supérieure à celle des lavages de la caisse par la trompe d'Eustache. L'air, en effet, entre bien plus facilement que l'eau dans tous les interstices de la caisse, et par l'*aditus ad antrum*—qui on le sait est placé sur la face postérieure de la caisse, sur le prolongement exact de l'orifice tubaire (face antérieure) — il pénètre jusque dans l'antre et les cellules voisines dont il chasse le liquide. L'eau pénètrera moins facilement, non pas dans la caisse, mais dans l'antre, gonflera la muqueuse, et ce gonflement obstruera davantage le défilé de l'aditus. Donc le liquide ne force guère le canal de l'antre, si bien que Politzer attribue au lavage de bons résultats « bien que dans la plupart des cas il n'existe pas de communication entre l'abcès de l'apophyse et l'antre. » Nous pensons même que, si on forçait le passage, le liquide ne saurait avoir assez de courant pour laver bien les cellules, tandis qu'incontestablement après la douche d'air les cellules se vident par le canal temporairement dilaté.

Lorsque il y a déjà des phénomènes plus marqués du côté de l'apophyse, douleurs spontanées et à la pression, rougeur et gonflement de la peau, léger degré de périostite, on peut par la douche d'air arrêter la marche de la complication. On y joindra avec fruit l'application sur la région mastoïdienne de sachets de glace, on fera la réfrigération avec le tube de Leiter. On pourra combattre la douleur par l'application de sangsues à la pointe de l'apophyse. La sangsue de Horteloup a donné de bons résultats. On se gardera des vésicatoires dont les résultats thérapeutiques sont douteux et qui ont le grave inconvénient d'infecter le champ opératoire si une intervention ultérieure est jugée nécessaire. Nous en dirons autant des pointes de feu (1).

Il reste bien entendu que l'on ne perd pas de vue, pendant tout ce temps, l'état de la membrane du tympan, que la perforation est maintenue béante et que si quelque granulation vient faire hernie par son orifice on l'enlève au serre-nœud ou à la curette.

Malgré tout la mastoïdite peut évoluer, et l'abcès sous-périostique se former, ce qui est indiqué à l'extérieur par un gonflement plus circonscrit, par de l'œdème, et à l'intérieur du conduit par le même phénomène, qui se traduit par la chute de la paroi postéro-supérieure du conduit.

A ce degré, il est rare qu'on puisse voir rétrocéder les accidents par les moyens simples que nous avons énoncés : il faudra se préparer à pratiquer la trépanation de l'apophyse mastoïde.

II. Trépanation de l'apophyse. — Nous avons déjà dit ce que nous pensons de l'incision de Wilde : elle sera presque toujours inutile, le plus souvent dangereuse, puisqu'elle donne une fausse sécurité au malade et au médecin. Celui qui admettra, comme nous, qu'il n'y a que rarement des périostites phlegmoneuses qui ne soient l'expression d'une inflammation osseuse, fera toujours sagement, les parties molles ayant été sectionnées ainsi que le périoste, de cher-

(1) Conseillées par Lacoarret, *Ann. de la policl. de Bordeaux*, 1889, p. 6 ; par Ménière, *Gaz. des hôp.*, 28 fév. 1889, p. 228.

cher sur la corticale le point osseux malade, et s'il n'en trouve pas, de la perforer suivant les règles, certain qu'il est de trouver dans les cellules la cause des accidents.

Les progrès de la chirurgie permettent d'ailleurs de pratiquer cette opération sans faire courir de risques au malade, et elle est entrée aujourd'hui dans la pratique courante de l'otologie.

Mais il n'en a pas toujours été de même, et on peut dire que peu d'interventions ont subi plus d'alternatives d'enthousiasme et de dénigrement.

La première idée de l'ouverture opératoire de l'apophyse mastoïde est due à l'anatomiste Jean Riolan (1649), qui la proposa pour améliorer l'audition en cas d'obstruction de la trompe. Le premier qui l'ait pratiquée pour une mastoïdite est Jean-Louis Petit.

En même temps que Petit, Morand fit la trépanation avec succès pour un cas de carie de l'apophyse. Il ouvrit même un abcès sous-dural.

Jasser, chirurgien militaire prussien, la pratiqua plusieurs fois avec succès vers cette même époque, non seulement pour tarir les suppurations, mais pour améliorer l'audition. Les communications de Jasser éveillèrent à ce point de vue les espérances les plus trompeuses. On considéra l'opération comme le remède radical de la surdité et elle fut pratiquée un peu partout. Mais plusieurs cas de mort furent publiés, et les otologistes (Itard, Bonnafond, Wilde), entrant dans une réaction fâcheuse, la condamnèrent dans tous les cas. Cependant Toynbee, qui d'ailleurs ne la pratiqua jamais, la tenait pour indiquée dans les cas de rétention de pus.

A la fin de 1860, Forget, de Strasbourg et von Trœltsch attirèrent de nouveau l'attention sur elle et, timidement, quelques observations éparses furent relatées. Mais c'est surtout à Schwartze (de Halle) que la trépanation de l'apophyse mastoïde doit la place qu'elle occupe en otologie, et il est à remarquer que toutes les modifications opératoires, que la plupart des tentatives qui ont eu pour résultat de nous faire mieux connaître et pratiquer cette intervention sont dues aux élèves de ce maître (Eyssel, Kisselbach, Kretschmann, Stacke).

En France, jusqu'à ces dernières années, la question ne fut guère étudiée ; on n'avait guère mis à profit les travaux faits en Allemagne par Schwartze et ses élèves, par Hartmann (Berlin), par Zuckerkandl, Bezold, Politzer, lorsque, en 1888, cette étude fut reprise par le professeur S. Duplay (1) qui, dans une remarquable revue critique, nous a fait connaître les données anatomiques et opératoires sur lesquelles nous devions dorénavant fonder nos interventions. Plus récemment, nous avons à signaler un intéres-

---

(1) S. DUPLAY, *Arch. gén. de méd.*, mai et juin 1888, p. 586 et 719.

sant article où M. Ricard (1) a insisté sur l'anatomie de la région et s'est rallié, au point de vue opératoire, au procédé de Hartmann et Politzer, lequel, il est vrai, n'est pas le meilleur à nos yeux, comme nous allons le dire.

Schwartze a publié à plusieurs reprises le résultat de ses statistiques et dans son *Traité des maladies de l'oreille* on trouve une étude remarquable de la question qui nous occupe.

Sa méthode est, sauf quelques modifications de détail, celle que nous employons. C'est donc par son exposé que nous terminerons cette étude opératoire, bien qu'elle soit la première en date, après avoir fait la critique des autres procédés proposés.

L'anatomie de l'apophyse nous fait voir que trois organes sont faciles à léser si l'on n'opère pas avec prudence et adresse : le sinus latéral, situé en arrière ; la dure-mère et le cerveau, situés au dessus du plafond de l'antre ; le nerf facial, situé en bas et en avant.

Si nous énumérons immédiatement ces organes, dont la situation précise sera plus utile à spécifier quand nous indiquerons notre procédé opératoire, c'est que la crainte de léser le sinus a depuis longtemps déjà conduit von Trœltsch à proposer d'ouvrir

(1) A. Ricard, De l'apophyse mastoïde et de sa trépanation, *Gaz. des hôp.*, 1889, n° 25, p. 205.

l'antre par le conduit De cette idée on peut rapprocher celle de Karl Wolf, qui a recommandé d'enlever au ciseau, couche par couche, la paroi postérieure du conduit après avoir décollé le pavillon et le conduit cutané « comme si l'on voulait élargir en arrière le conduit osseux ».

Cette méthode ne nous semble pas devoir être recommandée et nous comprenons fort bien que Kisselbach, après lui avoir dû de mauvais résultats, se soit rallié ensuite au procédé de Schwartze (1).

Tout d'abord, l'ouverture de l'antre par le conduit seulement n'est pas toujours exempte de dangers. Oui, elle éloigne du sinus et de la fosse cérébrale moyenne, mais elle rapproche du facial et du canal demi-circulaire transverse, que l'on peut facilement léser. Or, entre la blessure du facial et celle du sinus, on pourrait presque dire que la première est, sinon la plus grave, au moins la plus ennuyeuse. En effet, lorsqu'un opérateur antiseptique et doué de sang-froid ouvre le sinus, il est rare que l'opération en soit aggravée : le malade ne succombe presque jamais si l'on tamponne bien la plaie, et le véritable inconvénient de cette complication opératoire est que l'on est forcé d'interrompre l'intervention, quitte à la

(1) Pour la discussion spéciale de ce point, voyez HESSLER, L'ouverture de l'apophyse mastoïde par le conduit peut-elle être regardée comme ayant la même valeur que les autres méthodes, *Cong. intern. de Berlin*, 1890 ; t. IV, 11e section, p. 35, Berlin, 1891.

compléter quelques jours ou quelques semaines plus tard (1). Au contraire, quand une fois le facial a été coupé, le sujet est difforme pour la fin de ses jours. Nous ne voudrions pas pousser cette comparaison jusqu'au paradoxe, mais nous pensons qu'il n'est pas bon de s'exposer à sectionner le facial pour éviter plus sûrement de perforer le sinus.

Ce n'est pas tout : l'ouverture par le conduit n'est pas faite en un point déclive. Elle aborde l'antre en son milieu, puisqu'on sait que cette cavité commence en haut à 2 ou 3 millimètres au-dessus de la paroi supérieure du conduit, à la hauteur de l'articulation de l'enclume et du marteau, et finit dans les grandes cellules de la pointe de l'apophyse. Or l'ouverture ne pourra être prolongée par en bas, à cause du facial, qui est logé dans la paroi même du conduit, à la partie inférieure de la face postérieure de ce conduit.

Aussi l'évacuation du pus des cellules de la pointe se fera-t-elle difficilement ; et d'autre part les pansements seront malaisés, pour pénétrer dans la cavité

____

(1) Sur cette bénignité relative de l'ouverture du sinus, cf. von Baracz, *Wien. med. Woch.*, 1887, p. 1260 ; 7 observations suivies de guérison, quoique dans celle de Guye, il y eût eu pénétration de l'air. Il y a cependant des cas de mort, et par exemple Ricard en cite dans son article. Tout récemment, G. Chiucini (*Arch. ital. d'otol.*, 1895, t. III, p. 55) a publié 4 cas suivis de guérison (trois opérés de E. de Rossi, un de Ferreri). Mais la fréquence de cette complication nous étonne.

suppurante par un orifice étroit, profondément situé, où l'œil et le stylet n'auront pas un accès facile.

Ce que nous venons de dire pour l'ouverture par le conduit, nous le répéterons, ou à peu près, pour le procédé de Küster (1) : après avoir trépané l'antre, ce chirurgien fait sauter la paroi postérieure du conduit. Nous ne pensons pas que cela doive être généralisé pour les otites aiguës, mais l'opération de Küster va être le complément de la trépanation de l'apophyse dans les cas chroniques, avec ou sans fistule, où les lésions de la caisse exigent, comme nous l'avons dit en étudiant les indications thérapeutiques, une intervention directe et spéciale.

Donc, nous sommes partisans de la trépanation par voie rétro-auriculaire, qui seule permet d'opérer avec des points de repère précis et d'assurer un drainage large. Mais il nous reste encore à choisir entre plusieurs procédés. Avant d'arrêter ce choix, il faut résumer l'anatomie de la région, car c'est de là qu'il dépend.

Les trois écueils qu'il faut savoir éviter sont, nous l'avons déjà dit, le sinus, la dure-mère, le facial ; et on pourrait leur en joindre un quatrième : le canal semi-circulaire transverse, lequel d'ailleurs ne de-

(1) Kuester, *Deut. med. Woch.*, 1889, p. 254. Discussion à la *Soc. de méd. int. de Berlin*; revue d'ensemble par Jacobson, *Arch. f. Ohr.*, 1889, t. XXVIII, p. 288.

vient intéressant que lorsque l'on pousse l'opération jusque dans la caisse. Précisons donc ces rapports.

Les travaux des anatomistes, dont nous avons déjà plusieurs fois cité les noms, ont démontré que, pour résumer la topographie en une formule générale, la gouttière du sinus latéral est creusée sur la face intérieure de la moitié postérieure de l'apophyse. Pour préciser davantage, nous dirons qu'en règle générale il n'y a pas de danger d'ouvrir le sinus si l'on se tient entre 15 et 18 millimètres en arrière du conduit.

Mais ce rapport n'est pas d'une fixité absolue. Deux fois sur 100, d'après Hartmann, le sinus est bien plus en avant, si bien que, dit Ricard, « la trépanation l'atteindrait presque sûrement ». Sur une seule pièce, dans une apophyse mince et scléreuse comme le dit Hartmann, Ricard a constaté cette disposition : mais il y avait encore 12 millimètres entre la paroi postérieure du conduit et la gouttière du sinus. D'après Hessler, cette proximité dangereuse du conduit et du sinus serait à la fois et plus grande et plus fréquente, puisque dans sa pratique personnelle il aurait vu 4 cas où le sinus aurait été situé en avant de l'antre mastoïdien (1).

Il faut toutefois répondre à cette objection que, si

____

(1) Hessler, Quatre cas de carie de l'oreille moyenne avec position du sinus en avant de l'antre mastoïdien, *Arch. f. Ohr.*, 1887-88, t. XXVI, fasc. 3 et 4, p. 169.

l'on ouvre bien, avec des points de repère précis, la cavité de l'antre, on sera toujours séparé du sinus par cette cavité. C'est lorsqu'on ne trouve pas les cellules mastoïdiennes que le danger devient réel, surtout quand on se porte dans la profondeur.

L'épaisseur comprise entre la face externe de l'apophyse et le sinus est en effet fort variable : c'est en haut surtout qu'elle est faible, jusqu'à ne pas dépasser 3 ou 4 millimètres (Ricard), tandis qu'en bas, vu l'obliquité considérable du sinus, elle acquiert jusqu'à 2 et 3 centimètres.

De là la formule donnée avec raison par Ricard : « La moitié postérieure de l'apophyse mastoïde est dangereuse à cause de son voisinage avec le sinus latéral, mais le danger diminue au fur et à mesure qu'on s'éloigne de la base pour se rapprocher du sommet de l'apophyse ».

Ce rapport n'est pas le seul qui nous intéresse : il nous reste à parler du cerveau, du facial, du canal demi-circulaire transverse.

On ne risque pas d'ouvrir la cavité crânienne si l'on reste au-dessous de la ligne horizontale qui passe par la *spina supra meatum*. Cette ligne, en effet, qui marque la limite entre les portions écailleuse et mastoïdienne du temporal, est presque toujours au-dessous, rarement au niveau et presque jamais au-dessus du plancher de la boîte crânienne.

Quant au facial et au canal demi-circulaire, ils ont

été l'objet d'un travail spécial de Noltenius (1) qui a examiné à ce point de vue 22 rochers normaux de la collection de Hartmann, préparés par coupes horizontales. Les distances moyennes sont :

1° Entre l'épine et le canal facial 15 millimètres 5 (minim. 11) ;

2° Entre l'épine et le canal semi-circulaire 16 millimètres 5 (minim. 13) ;

3° Entre le point d'attaque de la trépanation et le facial 22 millimètres (minim. 18).

4° Entre le point d'attaque de la trépanation et le canal demi-circulaire 22 millimètres (minim. 17).

Rappelons enfin que le canal facial est inclus dans la moitié inférieure de la paroi postérieure du conduit, région qu'il faut par conséquent ménager.

De là résulte, pour résumer toutes ces données, qu'il existe à 4 ou 5 millimètres en arrière de la moitié supérieure du bord postérieur du trou auditif externe, une surface d'environ 1 centimètre carré chez l'adulte, par laquelle on peut pénétrer à peu près sans crainte.

En outre, et ici nous allons à l'encontre des idées de Politzer, nous croyons que toujours il faut se porter directement à l'antre, qui est la seule cellule constante : les autres manquent souvent chez l'enfant et dans les apophyses scléreuses.

____

(1) Noltenius, *Cong. d'otologie de Berlin*, 22 avril 1889.

Cela étant, nous pouvons choisir entre les divers procédés proposés.

En France, jusqu'à ces dernières années, les procédés classiques étaient ceux de Délaissement et de Poinsot.

Poinsot (1) conseille de trépaner à la base et en mettant l'apophyse à nu par une incision « parallèle à la conque de l'oreille dont la sépare un intervalle de 10 à 15 millimètres ». C'est dire qu'il agit exactement au niveau de la région rendue dangereuse par le sinus.

Par contre Délaissement (2), hanté par la crainte du sinus et désireux, en outre, de drainer au point déclive, conseille la trépanation au sommet de l'apophyse : c'est oublier que les cellules de la pointe n'existent pas toujours, qu'en particulier chez les jeunes enfants (où l'abcès mastoïdien est fréquent), elles n'existent jamais (3).

Donc, nous concluons nettement, avec Schwartze, Hartmann, en Allemagne, avec le professeur Duplay et Ricard en France que la région chirurgicale de l'a-

---

(1) POINSOT. Art. *Mastoïde* du *Nouv. Dict de méd. chir. prat.*, 1875, t. XXI.

(2) DÉLAISSEMENT. *De la trépanation de l'apophyse mastoïde*, Th de Paris, 1868, n° 141.

(3) CAVAROZ, *Thèse de doct.*, Lyon, 1893, sér. I, n° 791, a soutenu, à l'aide d'observations de M. Pollosson, que dans certaines conditions il fallait s'en tenir à l'évidement de la pointe. Nous ne croyons pas que cette pratique soit la bonne.

pophyse est la moitié antérieure de la base, et nous ajoutons : à 4-5 millimètres en arrière du conduit, pour éviter à coup sûr d'entrer profondément dans le conduit qui, on le sait, est oblique en haut et en arrière.

Mais comment attaquer l'os ? Trois instruments ont été proposés : le foret, le trépan, le ciseau.

Du trépan, il n'est plus question parce que c'est un instrument aveugle ; et nous dirions volontiers du foret pas davantage, si quelques auteurs modernes n'avaient cru devoir en inventer quelques nouveaux modèles. Ne parlons pas de la discussion qui a eu lieu entre Schwartze et A. H. Buck pour démontrer que c'est le foret pour l'un, le ciseau pour l'autre, qui prédispose davantage à l'érysipèle (1) : avec ce que nous savons aujourd'hui (et même lorsque Buck écrivait) sur l'étiologie de l'érysipèle, le débat devient oiseux. Mais ce qui est certain, c'est que le foret est un instrument à la fois trop étroit et aveugle : il fait une perforation insuffisante et va facilement piquer le sinus, si, rencontrant des couches profondes plus molles qu'on ne le pensait, il fait une échappée dans la profondeur. Perte de substance trop étendue des couches osseuses superficielles, d'où lenteur de la guérison, cicatrice plus déprimée, incision

(1) A. H. Buck. Sur quelques points du manuel opératoire de la perforation de l'apophyse mastoïde. *Soc. amér. d'otol.*, 20 juillet 1886. *Transact.*, etc. New Bedford, t. III, p. 623.

plus grande des parties molles : autant de reproches non justifiés que fait Buck à la gouge. Oublions-donc les forets et vrilles récemment proposés (1), et constatons qu'à peu près tous les chirurgiens, imitant en cela Schwartze, se sont ralliés à l'emploi du ciseau et de la gouge, actionnés par le petit maillet de plomb.

Ciseau et gouge peuvent être ceux de l'arsenal ordinaire, larges d'environ 1 centimètre. Mais pour creuser un os dans lequel une erreur d'un ou de deux millimètres peut entraîner des complications opératoires graves, nous conseillons d'employer plutôt des instruments à lame étroite, large de 4 à 5 millimètres si l'on opère chez l'enfant, et bien affilés, car mieux un tranchant coupe et plus on est maître des échappées.

Mais un coup de maillet intempestif n'aura-t-il pas vite fait d'enfoncer le ciseau dans le sinus ? Dans cette crainte, certains auteurs recommandent d'abraser pour ainsi dire l'apophyse, copeau par copeau, avec le ciseau tenu parallèlement à la surface osseuse. C'est l'avis de Hartmann, auquel se range Ricard, et Politzer (2) y insiste. Mais pour un opérateur qui connait l'anatomie de la région, qui sait se se guider sur les points de repère osseux, cette

---

(1) Laurent, 3ᵉ réunion *des otologistes Belges*, 1892; *La clinique,* Bruxelles, t. VI, p. 391.

(2) *Loc. cit.*, p. 329.

crainte nous paraît chimérique. Tout ce que nous pouvons dire, c'est que sur 143 opérations nous n'avons *jamais* ouvert le sinus. Nous nous rangeons donc absolument à l'avis du professeur S. Duplay, qui conseille de diriger l'instrument « parallèlement à la paroi postérieure du conduit ».

La description du procédé opératoire — qui dérive directement de celui de Schwartze — par lequel, dans notre pratique personnelle, nous ouvrons l'antre mastoïdien, va nous permettre de passer une fois de plus en revue les principaux faits sur lesquels nous venons de nous appesantir.

Nous allons d'abord donner le procédé typique, celui qui convient au cas où il n'y a *pas d'abcès rétro-auriculaire*, celui où on doit aborder opératoirement une couche corticale partout saine.

1° *Incision des parties molles*. — Le champ opératoire étant rasé sur une assez grande étendue et désinfecté suivant les procédés ordinaires, on fait dans le sillon rétro-auriculaire, à 1 ou 2 millimètres en arrière de lui, une incision qui part de la pointe de l'apophyse et se dirige de bas en haut jusqu'au niveau de la *linea temporalis*, crête osseuse située un peu au-dessus du bord supérieur de l'orifice externe du conduit, ligne qui est le prolongement de la racine postérieure de l'apophyse zygomatique. Cette ligne est toujours facile à sentir chez l'homme, elle répond à la suture de la portion mastoïdienne et de la portion écailleuse du temporal. Profondément, dans l'épaisseur de l'os, elle est généralement placée au-dessous de la fosse cérébrale moyenne, quelquefois au niveau même de cette fosse cérébrale moyenne et très rarement au-dessus. Elle servira donc de limite en haut au champ opératoire.

L'incision doit comprendre les parties molles et le périoste.

De l'extrémité supérieure de l'incision partira une autre incision dirigée en arrière, perpendiculaire à la première et longue de deux centimètres environ. Ces deux incisions limitent entre elles un lambeau angulaire qui sera soulevé à la rugine et décollé de l'os de haut en bas et d'avant en arrière, de façon à mettre à nu toute la corticale de l'apophyse mastoïde et le bord postérieur du méat osseux. L'hémorrhagie est en général peu abondante parce que, en procédant ainsi, on ne coupe pas de vaisseaux importants. L'écoulement de sang provenant des veinules ou des artérioles s'arrêtera de lui-même dès qu'on aura bien soigneusement détaché le périoste de l'os sous-jacent ; il reste à mettre quelques pinces à forcipressure qui, maintenues sous des compresses aseptiques, serviront en outre à récliner automatiquement le pavillon et le lambeau. Dans le procédé de Schwartze, il n'y a qu'une incision, qui est faite en pleine apophyse, à un centimètre en arrière du sillon rétro-auriculaire et parallèle à ce sillon. On décolle dans ce cas le périoste sur les deux lèvres de l'incision. Nous pensons que la cicatrice est moins cachée ultérieurement par le pavillon et que surtout l'on ne peut par une seule incision mettre à nu la partie utile de l'apophyse sur une aussi grande étendue. En effet, l'hémostase pratiquée et le lambeau triangulaire soulevé, on a découvert l'apophyse dans toute son étendue, en haut jusqu'à la ligne temporale, en bas jusqu'à la pointe, en avant jusqu'au bord postérieur du trou auditif externe, en arrière jusqu'à la naissance même du processus mastoïdien (1).

2° *Points de repère osseux.* — On cherche alors

(1) Depuis que ces pages sont écrites (février 1894), nous avons un peu modifié notre manière de voir sur ce sujet. Il est certain que pour y voir très clair, le lambeau angulaire que nous avons décrit est particulièrement favorable, et les débutants se trouveront bien d'y recourir. Mais lorsqu'on a acquis une grande habitude des opérations mastoïdiennes, on a assez de jour avec une seule incision longitudinale, et actuellement nous nous contentons d'une incision qui longe sur toute sa hauteur le sillon rétro-auriculaire. De la sorte, on évite la cicatrice, toujours un peu visible, de la branche transversale de l'incision angulaire. Nous préférons cette incision à celle de Schwartze parce qu'elle nous mène plus directement sur le conduit, indispensable à voir pour nous bien repérer, parce qu'elle nous permet, après rugination de la lèvre postérieure, d'aborder l'antre tout aussi aisément, parce qu'enfin la cicatrice, cachée dans le pli rétro-auriculaire, est tout à fait invisible, à moins qu'on ne la cherche en tirant le pavillon en avant. Nous insistons sur ce dernier point, car on a parfois reproché à la trépanation de l'apophyse de laisser une cicatrice disgracieuse. *Cette critique est dénuée de tout fondement.*

des points de repère pour pratiquer la trépanation, à moins qu'une lésion osseuse bien marquée n'invite pour ainsi dire à pénétrer à sa faveur.

On se souvient que l'antre est situé vers l'angle postéro-supérieur du conduit, un peu en arrière d'une petite éminence osseuse, située sur le bord même du conduit, qu'on appelle *spina supra meatum*.

C'est donc en arrière du conduit et au niveau de la *spina* que l'on devra trépaner. On voit admirablement bien ces deux points de repère si l'on a eu soin de dénuder complètement l'apophyse à la rugine. C'est là un temps capital de l'opération. Après cette rugination, on met une sonde cannelée dans le conduit membraneux, puis sur le bord du conduit osseux on cherche l'épine avec l'ongle.

La *limite d'action supérieure* est marquée par la ligne temporale, la *limite antérieure* par le bord du conduit dont il faut se tenir éloigné à la surface d'un demi-centimètre au moins parce que, le conduit se dirigeant en arrière, on ne manquerait pas de l'atteindre dans la profondeur si l'on ne gardait cette distance.

La *limite d'action inférieure* n'a pas une grande importance puisqu'on sait que dans bien des cas les cellules vont jusqu'à la pointe de l'apophyse et dans les cas d'apophyse éburnée où le système cellulaire est réduit à l'antre, on ne perdrait que sa peine à aller trop bas.

La *limite postérieure* serait très importante à connaître d'une façon précise parce que dans les régions profondes, à la partie postéro-supérieure du processus mastoïdien, se trouve un organe important, limitant l'antre en haut et en arrière et dont la blessure doit être évitée : c'est le sinus latéral. L'ouverture de ce gros vaisseau, si elle peut ne pas être suivie d'accidents graves, a toujours le désavantage d'être un accident opératoire fâcheux et de donner lieu à une hémorrhagie qui devient une préoccupation suffisante pour empêcher souvent l'opération d'être terminée.

Malheureusement, la situation du sinus est éminemment variable : tantôt il est situé sur les confins supérieurs de l'antre et en est séparé par de la substance compacte épaisse ; tantôt il est très voisin de cette cellule et descend très bas vers la pointe de l'apophyse (1).

Les anatomistes (Schwartze, Zuckerkandl, Ricard) ont montré qu'on court le minimum de danger en limitant en arrière le champ opératoire à un peu moins de un centimètre et demi en arrière du conduit.

(1) Dans une série de mémoires, Kœrner a étudié les variations de ces rapports; selon que le crâne est dolichocéphale ou brachycéphale. Il n'y a pas là de données actuellement importantes pour le praticien. Cf. Schuelzke, *Arch. f. Ohr.*, 1889-90, t. XXIX, p. 201 et 1890, t. XXX, p. 137. — A. Randall. Preliminary notes on craniometric studies in relation to aural anatomy, *Trans. of the am. otol. Soc.*, 1892 (tir. à part).

3° *Ouverture de l'antre.* — C'est dans les limites de ce quadrilatère que la trépanation doit être faite et donne le plus de chances de trouver l'antre mastoïdien. D'abord on applique le ciseau à 5 millimètres en arrière de la moitié supérieure du bord postérieur du conduit, bien parallèlement à ce conduit, et par quelques petits coups secs de maillet on l'enfonce de 2 ou 3 millimètres, en le maintenant solidement de la main gauche pour bien limiter sa pénétration. On continue par le trait supérieur, bien horizontal, au niveau de la *spina supra meatum.* Le troisième trait sera l'inférieur, situé à 1 centimètre au-dessous du précédent chez l'adulte, à 5 millimètres chez l'enfant, et lui aussi bien horizontal, bien perpendiculaire au premier. Après quoi, il reste à faire sauter le petit carré de corticale en sectionnant le bord postérieur, qui est le bord dangereux : pour y parvenir, on incline un peu la lame vers le conduit, de façon à tailler un léger biseau, mais sans réaliser le parallélisme à la surface de l'apophyse que désirent Hartmann, Politzer et Ricard.

Lorsque le petit carré que nous venons de limiter a sauté, à quelle profondeur trouvera-t-on l'antre mastoïdien, et, si on ne le trouve pas, à quelle profondeur pourra-t-on pénétrer sans danger ? Quelquefois la corticale est si peu épaisse que du premier coup de ciseau on la brise comme on ferait d'une coquille d'œuf, quelquefois au contraire elle est épaisse de un centimètre et même plus.

Dans les scléroses de l'apophyse, où cet os est presque entièrement éburné, l'antre est réduit à son minimum et ne se trouve pas dans la zone que nous avons indiquée, mais un peu plus haut. Chez l'adulte on peut, d'après Schwartze, prolonger ces recherches, en profondeur, jusqu'à deux centimètres et demi ; chez l'enfant, on le conçoit, il n'en saurait être de même : d'ailleurs, chez lui, si le système cellulaire de la pointe est peu développé, l'antre mastoïdien à proprement parler est facile à trouver.

Dans le cas de sclérose, on pourra dépasser la limite supérieure, et chercher l'*aditus ad antrum* que l'on trouvera, à défaut de l'antre, très peu au-dessous de la *linea temporalis*.

Lorsque sous la corticale on ne rencontre pas immédiatement l'antre ou les cellules, mais un tissu rouge, assez friable, le mieux est, croyons-nous, de l'évider millimètre par millimètre avec une curette spéciale, étroite et solide, creuse et bien tranchante. De la sorte, on ne tarde pas à entrer dans la cavité cherchée et si on travaille surtout en haut et en avant, en se portant vers la paroi postéro-supérieure du conduit et le siège présumé de l'aditus, on n'entrera pas dans le sinus. D'ailleurs, si on agit lentement et avec prudence, tout ce qu'on risque, c'est de mettre à nu dans une étendue variable la face externe du sinus ou de la dure-mère, ce que nous avons fait plusieurs fois sans aucune espèce d'inconvénient, dans des cas aigus ou chroniques où la paroi osseuse correspondante était ramollie par l'ostéite.

•Tel est le manuel opératoire typique, celui qui convient lorsqu'il n'y a pas d'abcès rétro-auriculaire, pas de point osseux dénudé.

Lorsqu'il y a un abcès, il faut d'abord l'ouvrir par l'incision rétro-auriculaire typique, puis de l'ongle et du stylet chercher le point dénudé et cela fait, après avoir bien repéré ce point par rapport au conduit — c'est important, car souvent après rugination de l'os on ne verra plus guère de différence — on décolle le périoste à la rugine exactement comme dans le cas précédent et *quelle que soit la lésion directement constatée sur la face externe de l'apophyse, on doit toujours avoir pour but de réaliser l'opération typique*.

Le point osseux malade se reconnaîtra souvent à sa couleur noirâtre, à sa dépressibilité, à sa friabilité, à une goutte de pus qu'on en voit sourdre : il est alors d'une importance capitale de bien déterminer, par ses rapports avec la *spina supra meatum* et le bord postérieur du conduit, s'il est situé au lieu d'élection de la trépanation. C'est la règle, par exemple, chez l'enfant en bas âge où, situé en arrière *et au-dessus* du conduit, il répond presque toujours directement à l'antre. Alors il est permis d'entrer dans l'apophyse à la curette, avec ménagement, et d'évider l'os en tenant toujours le tranchant dirigé en avant et en haut. Mais si la dénudation, ou même la perforation spontanée, est située en un lieu suspect, très en arrière surtout, il faut trépaner au lieu d'élection, sans tenir compte de sa présence, et se porter de l'antre vers elle, une fois l'antre ouvert.

La cavité mastoïdienne étant ouverte, on y trouve du pus, des bourgeons charnus, des séquestres. Ces séquestres, quelquefois lamelleux, quelquefois cubiques et volumineux, sont plus fréquents chez l'enfant que chez l'adulte. Leur délimitation est favorisée chez l'enfant par la fissure mastoïdo-squameuse. Ils sont le plus souvent formés par les parois cellulaires mortifiées.

Pus, fongosités, séquestres, sont évacués à la curette, maniée très prudemment quand on la sait dirigée vers le sinus, le cerveau, le facial, à la position desquels on doit constamment songer. Souvent, au devant de la cavité il restera des lames de corticale qu'on fera sauter à la gouge, après avoir introduit sous elles un protecteur coudé, pour éviter toute échappée.

Il est très important de bien ouvrir toutes les cellules de l'apophyse malade, de ne laisser aucune cavité osseuse infectée au devant de laquelle puisse se cicatriser la peau, après quoi les accidents continuent comme si on n'avait rien fait. Cet évidement complet des cellules de la pointe, après ouverture de l'antre, est en général très facile à réaliser dans les cas aigus, où l'apophyse n'est presque jamais sclérosée. Elle l'est quelquefois, cependant, et l'un de nous s'est trouvé aux prises avec cette difficulté : chez une femme atteinte de mastoïdite grippale avec abcès rétro-auriculaire, il a trépané l'antre et après curettage s'est trouvé en face d'une cavité partout dure, à parois résistantes ; l'aditus exploré parut sain, et vers la pointe le stylet ne trouva aucun pertuis où s'engager. Contrairement à notre coutume, il s'en tint donc à la trépanation de l'antre : et trois mois plus tard il dut ouvrir les cellules de la pointe, qu'il trouva pleines de pus, sans abcès des parties molles extérieures à l'os.

OBSERVATION XXIX. — *Abcès mastoïdien aigu avec douleurs à la mastication. — Trépanation spontanée de l'antre. — Abcès secondaire des cellules de la pointe.*

R. Rosina, 47 ans, a été en Angleterre dans le courant de *novembre* 1893. C'était un jour de grande tempête, et elle a pris froid en s'embarquant à Calais. Elle est restée alitée 12 jours avec la grippe. Au quatrième jour environ (26 novembre) coryza avec maux de tête ; le lendemain, le coryza a disparu, mais la malade souffre de l'oreille. Depuis, les douleurs d'oreille n'ont pas cessé, mais l'oreille n'a jamais coulé.

A partir du 7 *décembre* la malade est traitée par le cathétérisme et l'insufflation de Politzer, en même temps qu'on lui fait mettre de la glycérine phéniquée dans l'oreille.

27 décembre. — La malade accuse des douleurs plus fortes, qui n'ont pas tardé à devenir atroces ; elle ne dort pas de la nuit et depuis lors existe un gonflement rétro-auriculaire. La mastication est difficile et la malade souffre pour ouvrir la bouche. Elle n'a pas de torticolis. Le muscle sterno-mastoïdien est libre. Fièvre légère (de 38 à 38° 5).

6 janvier. — Application d'une mouche morphinée derrière l'oreille.

8. — La malade est amenée au docteur Broca par le docteur Lereboullet. Il existe un abcès fluctuant derrière la moitié supérieure du pavillon de l'oreille. Le sillon est effacé, il y a de la rougeur et une vive douleur à la pression.

9. — Fluctuation en demi-cercle au-dessus et en arrière du conduit. Incision. Trépanation spontanée, juste derrière le conduit, mordant sur la paroi du conduit mais n'entrant pas dans la caisse. Cavité pouvant contenir un haricot. Autour, l'os est éburné et le stylet ne trouve aucun pertuis conduisant dans la pointe. Drain, suture. Pansement iodoformé.

16. — Pas une goutte de pus, seulement de la « lymphe plastique ». Ablation des fils et du drain.

23. — Va très bien, souffre toujours un peu.

30. — Il existe toujours une fistulette, il y a de la fluctuation à la place de l'ancien abcès, en même temps qu'un œdème douloureux des parties postérieures. On désunit toutes les sutures à la sonde cannelée et il sort une grande quantité de pus. Tamponnement du conduit et de la poche.

3 février. — La cavité de l'abcès bourgeonne dans toute sa surface.

6. — La malade se plaint de douleurs dans la région pariéto-occipitale inférieure qui est le siège d'un œdème. Ces douleurs irradient jusque dans la région frontale. La mastication est toujours douloureuse.

25. — Cavité superficielle, partout rose, en très bonne voie. Pas d'écoulement purulent par le conduit.

3 *mars*. — La plaie est cicatrisée, mais la région reste œdémateuse et douloureuse, en sorte que le 11 *mars* la pointe de l'apophyse est trépanée. Issue d'une quantité notable de pus, contenu dans une vaste cavité à parois friables. La guérison, par tamponnement à la gaze iodoformée, n'a été obtenue que le 31 *juillet*. Elle se maintenait en septembre.

Examen bactériologique (par M. Pilliet) : streptocoque.

La cavité étant ainsi bien désinfectée, on vérifiera l'état de l'aditus, que presque toujours on trouvera intact dans les cas d'otite aiguë. L'opération une fois terminée on peut suturer l'incision et la drainer ; mais si, lorsque la suture réussit, on gagne ainsi quelques jours, il est plus prudent, croyons-nous, de tamponner la cavité à la gaze iodoformée ou salolée (1). Une mèche est ensuite introduite dans le conduit. Ouate et bande sans rien de spécial.

Nous n'avons pas coutume de laver la plaie après l'opération, et pas davantage aux pansements ultérieurs.

Le premier pansement reste en place pendant 8 jours, s'il n'y a ni fièvre, ni suintement, ce qui est la règle. Au bout de ce temps, on le change, et on enlève fils et drain, si l'on a suturé. Si l'on a tamponné, on refait le tamponnement tous les 3 à 4 jours. Ce

(1) On pourrait peut-être, comme le conseille GRUBER (*Int. klin. Rundschau*, 1891, p. 1217, 1261) pratiquer la *suture secondaire*.

pansement doit être fait avec le plus grand soin, de façon à ce que la plaie se comble régulièrement de la profondeur à la surface : si on laissait se réunir trop tôt les téguments, il persisterait derrière eux une cavité osseuse suppurante et il ne tarderait pas à se produire une fistule.

Au bout de 4 à 6 semaines, en général, la plaie est comblée.

3° *Trépanation de la caisse.* — Lorsque l'on veut trépaner à la fois l'apophyse et la caisse, le manuel opératoire est le suivant (1) :

L'*incision cutanée* prend toute la longueur du sillon rétro-auriculaire, de la pointe de l'apophyse à l'insertion supérieure du pavillon, se coudant par conséquent en avant à son extrémité supérieure vers la fosse temporale.

Le périoste étant fendu bien à fond, on le décolle à la rugine le long de la lèvre postérieure, sur toute l'étendue de l'apophyse ; puis, avec un détache-tendons mince et étroit, on décolle le conduit de ses attaches osseuses, sur toute l'étendue des parois postérieure et supérieure et dans la partie postérieure de la paroi inférieure. Le conduit ainsi décollé est coupé transversalement et aussi profondément que possible ; par cette fente, on aperçoit la peau de la portion

____

(1) Cf. ZAUFAL, Zur Geschichte und Technik der operativen Freilegung der Mittelohrræume, *Arch. f. Ohrenh.*, 1894, t. XXXVII, fasc. 1 et 2, p. 33.

antérieure et inférieure du conduit ; on sectionne
cette peau jusqu'à l'os et avec la rugine on détache du
conduit osseux, en allant de la profondeur à la surface, toute cette portion antéro-inférieure. Le conduit
cutané est de la sorte complètement désinséré. Pavillon et conduit sont alors portés tout à fait en avant,
maintenus par un écarteur, et on a sous les yeux
l'orifice externe du conduit, dépouillé des parties molles comme sur le squelette. Ce temps de l'opération
permet d'opérer sûrement, à ciel ouvert. Au fond du
conduit osseux, on voit le tympan ou la caisse s'il a
disparu.

Pendant cette partie de l'opération le sang, cou-
lant vers le point déclive, vient remplir le conduit :
on l'étanche, en enfonçant dans cette cavité des lanières de gaze sèche et aseptique que l'on tamponne
assez serré pendant quelques instants, après quoi,
les parties molles étant réclinées, on opère pour
ainsi dire à blanc.

Lorsqu'on a ainsi un squelette bien à nu, on ouvre
l'antre au lieu d'élection, comme il a été dit dans le
paragraphe précédent.

L'antre étant ouvert, on cherche dans son angle
antérieur et supérieur l'orifice de l'aditus, et le stylet,
ou plutôt le protecteur de Stacke, introduit par cet
orifice pénètre dans la caisse. Ce stylet est alors séparé de l'extérieur par une épaisseur variable de
substance osseuse, qui constitue la paroi externe du

canal de l'antre : c'est cette partie externe qu'il s'agit de faire sauter, pour faire largement communiquer la cavité qu'on vient de creuser avec la caisse, pour transformer en tranchée le tunnel de l'aditus.

Pour cela, en se guidant sur la direction du stylet ou du protecteur qui reste en place dans l'aditus pendant tout ce temps de l'opération, on creuse, de dehors en dedans, une tranchée qui va pour ainsi dire à la rencontre du stylet. La limite supérieure doit à peine dépasser la ligne temporale : la limite inférieure ne doit pas aller plus bas que le point de rencontre entre la moitié inférieure et la moitié supérieure du conduit auditif externe : cette dernière limite étant nécessaire pour la protection du facial qui, s'étant coudé une dernière fois entre la fenêtre ovale et le canal demi-circulaire transverse, descend dans la moitié inférieure de la paroi du conduit auditif pour se porter au trou stylo-mastoïdien.

La tranchée étant poussée jusque sur le protecteur, celui-ci est libéré : on le fait sortir entre le pan supérieur et le pan inférieur et dans le fond, à la place qu'il occupait, on voit une éminence, le canal semi-circulaire transverse que le stylet protégeait pendant l'ouverture de la tranchée. La caisse et l'antre forment dès lors deux cavités réunies par l'aditus, comme les deux boules réunies par la branche transversale d'une haltère.

On nettoie la caisse avec la longue curette spéciale,

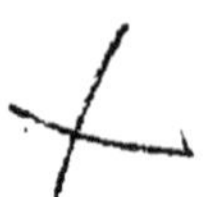

on enlève les restes des osselets ; on curette tous les coins de cette anfractuosité, on amortit les angles de la tranchée, on fait communiquer entre elles les cavités cellulaires de l'apophyse, et l'opération osseuse est terminée.

Pendant toute la durée de l'opération, on assure l'hémostase, de façon à toujours agir en y voyant clair, en étanchant le sang au fur et à mesure avec des lanières de gaze sèche et aseptique à l'aide desquelles on tamponne pour quelques instants.

Reprenant alors les parties molles, on fend le conduit cutané sur toute sa longueur, jusqu'au méat membraneux, selon sa ligne supérieure, et on va s'en servir pour tapisser et cutaniser la plus grande partie possible de la cavité osseuse que l'on vient d'ouvrir. Pour cela on l'étale et on fixe chacun de ses angles par un point de suture à la partie correspondante de la plaie postérieure (1). Le tamponnement va assurer l'application exacte des lambeaux.

Ce tamponnement est fait avec une mèche de gaze iodoformée ou salolée que l'on introduit par le conduit avec la pince de Lister, et que l'on reprend par la plaie postérieure de façon à la conduire jusque

(1) A. AF FORSELLES (*Arch. f. Ohrenh*, 1894, t. XXXVI, fasc. 3, p. 145) conseille d'introduire dans la cavité un lambeau taillé aux dépens de la lèvre externe de l'incision rétro-auriculaire. — KRETSCHMANN (*ibid.*, t. XXXVII, fasc. 1 et 2, p. 25), indique un autre procédé autoplastique, où il prend deux lambeaux sur la peau rétro-auriculaire.

dans la caisse. Cette mèche est assez serrée. Puis on
en introduit une seconde, moins serrée, par la plaie
rétro-auriculaire dont on a suturé les deux extrémités.

Les autres pièces de pansement n'ont rien de spécial. Le pansement est renouvelé, sauf indication
particulière, au 8ᵉ jour. Puis il est fait tous les 2 à
3 jours, en ayant toujours soin de tamponner la caisse
par le conduit, de façon à ne pas laisser ce conduit
se rétrécir. En outre, on curette ou on cautérise les
bourgeons charnus souvent exubérants.

Il faut savoir que la guérison demande plusieurs
mois, pendant lesquels des pansements répétés sont
nécessaires. Si l'épidermisation est lente à se faire,
on peut l'activer par des pansements humides, faits
en introduisant une mèche de coton imbibée de solution de sublimé à 1/2000.

Lorsque la suppuration est devenue à peu près
nulle, on emploie les instillations d'alcool boriqué (1).

La guérison a lieu soit par cutanisation de la caisse
et cicatrisation rétro-auriculaire ; soit par cutanisation de la caisse, de l'aditus et de l'antre, d'où une
vaste cavité *non suppurante* qui s'ouvre en arrière de
l'oreille (obs. VII, XXX, XXXI, L, LXII).

Nous avons cru, d'abord, que le premier mode de
guérison était le plus favorable : c'est en effet celui

(1) E. WEISMANN, *Bull. et Mém. de la Soc. franç. d'otol.*, etc.
Paris, 1894, p. 259.

qui respecte le mieux les formes extérieures. Après
guérison, la cicatrice est aussi peu apparente que celle
d'une trépanation simple de l'apophyse et chez quelques malades c'est tout au plus si une légère dépression témoigne de la profondeur à laquelle on a évidé
l'os. D'autre part, il est certain que l'on obtient ainsi
des succès complets, parfois même d'une rapidité
remarquable. Mais l'atrésie du conduit, malgré tout
le soin avec lequel sont faits les tamponnements, n'est
pas toujours facile à éviter. Plusieurs fois nous avons
cru que les malades étaient guéris : mais au bout d'un
temps variable sont revenues des douleurs, et après
avoir dilaté le conduit nous avons donné issue à quelques gouttes de pus. Si l'on ne tamponne pas le conduit à fond, jusque dans la caisse, pendant des mois
et des mois, la cure se trouve entravée par la ré-
traction cicatricielle du conduit.

Aussi sommes-nous peu à peu arrivés à maintenir
de plus en plus ouvert l'orifice rétro-auriculaire, en
étalant largement le conduit sectionné en arrière.
Nous avons en effet constaté chez plusieurs de nos
anciens opérés que ce mode de cicatrisation, avec une
vaste cavité rétro-auriculaire, n'avait aucun inconvénient, ainsi qu'on s'en rendra compte par l'observation suivante, relative à un enfant opéré depuis
plus de deux ans. L'ouïe est abolie du côté opéré,
mais ce n'est pas constant, et d'ailleurs nous n'avons
pas constaté qu'elle fût en moyenne moins altérée

dans les cas où la plaie rétro-auriculaire se comblait.

OBSERVATION XXX. — *Fistule mastoïdienne. — Curettage de l'apophyse et de la caisse spontanément trépanées. — Guérison avec vaste cavité rétro-auriculaire.*

Dub... Jules, 15 ans, entré le 17 *novembre* 1892, à l'hôpital Trousseau, salle Denonvilliers. La mère, d'une bonne santé habituelle, est morte de suites de couches. Le père, deux frères et une sœur se portent bien.

Né à terme. A l'âge de 18 mois, maux d'yeux prolongés pendant la durée desquels apparaît une otorrhée peu abondante, mais continue, traitée par les préparations toniques à l'intérieur. A l'âge de 12 ans, l'enfant a eu la fièvre scarlatine, traitée à l'Enfant Jésus. A l'âge de 14 ans fièvre typhoïde pendant la convalescence de laquelle serait apparu, à la suite d'un coup derrière l'oreille, un abcès rétro-auriculaire traité par l'incision simple. Guérison avec fistule suintant peu et formation de petits abcès successifs. Otorrhée persistante.

Opéré le 26 *novembre* 1892. Après incision rétro-auriculaire, on arrive dans une large trépanation spontanée remplie de pus caséeux et conduisant jusque dans la caisse ; après curettage soigné, au cours duquel il n'a pas été vu trace d'osselets ; tamponnement à la gaze iodoformée.

L'opération a évolué avec grande simplicité. L'enfant a été renvoyé le 9 *février* 1893 pour indiscipline, étant localement en très bonne voie. Il a ensuite été pansé régulièrement à la clinique du Dr Lubet-Barbon.

La cavité s'est peu à peu cutanisée tout en persistant et en *octobre* j'ai revu l'enfant (guéri d'ailleurs depuis longtemps) porteur d'une cavité s'ouvrant derrière l'oreille par un large orifice et montrant, cutanisée et sèche, une trépanation totale typique. J'ai mis une petite mèche de gaze iodoformée destinée seulement à boucher la brèche.

Revu le 31 *décembre* 1893, le malade a dans sa cavité, toujours béante et cutanisée, une mèche de gaze iodoformée que j'y ai mise il y a 3 mois, enrobée dans un magma cérumineux. Pas de traces de pus. Mèche sèche et inodore. Audition nulle de ce côté.

La seule objection est que cette vaste cavité béante derrière l'oreille est presque toujours visible et fort disgracieuse. Mais cette objection n'est pas valable, car rien n'est plus simple que d'aviver les bords de l'orifice, de les décoller à la rugine et de les suturer. Cette petite opération, que l'on mène à bien en quelques minutes, avec 1 ou 2 centigrammes de chlorhydrate de cocaïne, a été entreprise avec plein succès par l'un de nous dans le cas suivant.

OBSERVATION XXXI. — *Fistule mastoïdienne.* — *Trépanation de l'apophyse et de la caisse. — Guérison avec une vaste cavité rétro-auriculaire, fermée ensuite par une opération autoplastique.*

Schw... Léontine, 18 ans m'est adressée à l'hôpital Trousseau par mon collègue et ami le D\' Le Gendre.

Antécédents héréditaires : néant.

A l'âge de 4 ans, a eu derrière le pli rétro-auriculaire gauche une tumeur fluctuante qu'on lui incisa avec contre-ouverture ; un drain fut placé. L'une des ouvertures se ferma tandis que l'autre persista, en donnant un écoulement peu abondant, mais sans tendance à se tarir. Aucune douleur du reste, aucun phénomène général. Depuis, cet écoulement existe toujours à

là fois par le conduit auditif externe et par la fistule. Il y a
3 ans, la surdité qui augmentait progressivement s'établit
entièrement. Comme traitement, injections avec de l'infusion
de feuilles de noyer.

Aucune amélioration n'apparaissant malgré des traitements
dirigés successivement par divers spécialistes, la malade vient
consulter à l'hôpital Trousseau.

Il existe : 1° Une fistule derrière la partie tout à fait supérieure
du sillon rétro-auriculaire, fistule admettant juste le stylet
qui s'enfonce profondément et rencontre un os rugueux et
dénudé.

2° A deux centimètres en arrière du sillon rétro-auriculaire,
une cicatrice.

3° Une otorrhée abondante.

4° Des polypes de la caisse.

18 *novembre* 1893. — Incision dans le pli rétro-auriculaire.
Il existe au-dessus de la mastoïde une cavité pleine de fongosités, d'environ 1 centimètre de diamètre. Après curettage, le
conduit cutané est décollé : une mince lamelle osseuse le sépare encore de cette cavité. Ce mur est enlevé au ciseau et au
marteau, après introduction du protecteur jusque dans la
caisse.

Curettage de la caisse qui contient d'abondantes fongosités
au milieu desquelles on trouve un reste de l'enclume et le
manche du marteau adhérent à ce qui reste de la membrane
du tympan. Au-dessous de la cavité sus-mastoïdienne, on
entre dans les cellules mastoïdiennes contenant des fongosités :
on fait sauter à la gouge les parties osseuses qui les recouvrent
et on fend jusqu'à la conque la partie cutanée du conduit.

Tamponnement à la gaze iodoformée, surtout par le conduit.

20 *novembre*. — Pansement, on constate de la paralysie
faciale gauche. A partir de ce moment, la malade a été pansée

très régulièrement deux fois par semaine. Le conduit, fendu jusqu'à la conque, est resté largement béant, et l'orifice rétro-auriculaire également. Aussi a-t-il été très facile de tamponner jusqu'au fond, et la suppuration a toujours été très faible.

Vers la fin de janvier, l'épidermisation a commencé à s'étendre d'une manière notable sur les bourgeons charnus qui tapissaient la cavité osseuse. A cette date, la paralysie faciale s'était améliorée ; la joue était moins flasque et le segment gauche de lèvre était plus mobile ; les paupières gauches ne se ferment pas.

6 *février*. — L'épidermisation de la cavité a fait de grands progrès ; suppuration à peu près nulle. Le pansement ne sera plus fait que tous les 8 jours.

24. — L'épidermisation continue. La paralysie faciale persiste.

6 *mars*. — L'épidermisation est achevée, et la cavité est seulement soumise à des instillations quotidiennes d'alcool boriqué.

Après avoir suivi la malade et constaté pendant plusieurs semaines que la cicatrisation se maintenait, le 19 *mai* 1894 après injection sous-cutanée de 1 centigramme de chlorhydrate de cocaïne, j'ai avivé circulairement les lèvres de l'orifice rétro-auriculaire, mobilisé la 1/2 circonférence postérieure, en la décollant à la rugine de l'os auquel elle adhérait ; cela fait, j'ai suturé les deux lèvres derrière le pavillon, en ligne verticale. Au 8e jour, ablation des fils ; réunion immédiate.

Depuis ce moment, la malade a été revue très souvent, et le résultat s'est maintenu. La seule trace apparente de l'opération est une cicatrice linéaire, blanche, souple, exactement cachée dans le sillon rétro-auriculaire. La paralysie faciale persiste, mais très atténuée : les paupières se ferment bien et la déviation de la bouche n'est plus appréciable que lorsque la malade parle (*janvier* 1895).

CHAPITRE II

Des fistules mastoïdiennes.

Lorsqu'un abcès mastoïdien a été abandonné à lui-même ou, ce qui est à peu près la même chose, lorsqu'il a été soumis à l'incision simple, dite de Wilde, il est de règle qu'il reste fistuleux. Cette règle n'est pas sans exceptions, il est vrai, et lorsque l'os sous-jacent a subi une trépanation spontanée suffisamment large, la guérison peut survenir au bout d'un temps variable, par les seuls efforts de la nature. Mais les auteurs qui préconisent l'incision de Wilde ont absolument tort de déclarer, — s'ils n'ont pas ouvert des adénophlegmons ou des abcès lymphangitiques par furonculose, — que le plus souvent elle amène la guérison rapide. Quoi qu'ils en disent, la fistule est fréquente, et nous n'en voulons pour preuve que nos 40 observations, parmi lesquelles il en est plusieurs où la fistule datait de longues années (obs. XXXI surtout).

Sans doute, des auristes timides en chirurgie affirment qu'après fistulisation le danger est conjuré; et on répète souvent aux familles que « ça se passera à la formation ou à la puberté ». Certes, il est exact d'une part, que les abcès mastoïdiens ont relativement une grande fréquence dans la première enfance ; d'autre part, que les fistules mastoïdiennes persistantes sont rares chez les adultes. Mais le véritable motif en est, d'après nous, que les sujets sont morts avant d'arriver à la puberté : c'est qu'une suppuration chronique de l'oreille avec lésion osseuse de la caisse et de la mastoïde, avec ou sans fistule, est une lésion grave, qui menace directement l'existence par infection du sinus latéral, des méninges, du cerveau. On a bien prétendu qu'autour du vieux foyer suppurant du rocher se faisait une hyperostose protégeant les organes intra-crâniens. C'est là une erreur absolue. Oui, il y a hyperostose, mais elle amène l'éburnation de l'apophyse, l'épaississement et le rétrécissement du conduit. De là une gêne apportée à la marche du pus vers l'extérieur. Mais la marche vers l'intérieur n'en est que plus à craindre, et dans un mémoire récent, Lemcke (1), de Rostock, a bien mis en évidence, d'après 8 cas personnels, les dangers de ces hyperostoses, la tendance des lésions, en pareille occurrence, à se propager vers le crâne : et cela même sans aucune manifestation du côté de l'apophyse.

Nous confirmerons cette manière de voir en disant

(1) Lemcke, Ueber Hyperostose des Felsenbeins bei chronischer Ohreneiterung und ihre Beziehung zur intracraniellen Erkrankrungen otitischen Ursprungs, *Berl. kl. Woch.*, 1893, p. 888, 925.

que dans les cas où des mastoïdites chroniques s'ac-
compagnaient de vertiges, céphalalgie, nausées, vomissements, il y avait, chez nos malades, une éburnation évidente de l'apophyse (obs. XXXV, XLIII,
XLIV).

Donc, une fistule mastoïdienne est à nos yeux une
lésion grave, qui mérite d'être étudiée avec soin et
d'être traitée avec énergie.

§ 1. — **Signes physiques et lésions osseuses**.

Le siège à peu près constant des fistules mastoïdiennes est la région rétro-auriculaire; non pas constant,
toutefois, et on peut observer la *fistulisation des cellules limitrophes* dans le conduit. Nous avons déjà cité
à cet égard notre observation X; en voici un exemple
qui nous dispensera de toute autre description (Voy.
aussi obs. CXIX).

OBSERVATION XXXII. — *Fistule des cellules limitrophes.* —
Trépanation de l'apophyse et de la caisse. — *Guérison.*

Tric..., femme, 26 ans, se plaint d'un écoulement par l'o-
reille droite à répétition depuis l'âge de 12 ans.

L'écoulement actuel a reparu plus abondant il y a environ
un mois. La malade se plaint en outre de douleurs très vives
dans l'oreille, douleurs qui l'empêchent de dormir. L'écoulement est fétide. A l'inspection, on voit dans la région mastoïdienne une cicatrice, mais la malade ne se souvient pas de l'é-
poque où cette cicatrice s'est formée.

On trouve à l'orifice du conduit un polype assez volumineux qui baigne dans le pus. Le polype est enlevé au serre-nœud ; il ne paraît pas venir de la caisse mais de la paroi même du conduit : en effet l'oreille étant lavée, on trouve sur la paroi postérieure du conduit des granulations qui semblent border un orifice. Un stylet introduit parmi ces granulations fait découvrir un pertuis assez profond dirigé presque perpendiculairement à la direction du conduit, d'avant en arrière et de bas en haut et tel qu'un stylet coudé introduit suivant cette direction pénètre à une profondeur de deux centimètres. Au fond du trajet fistuleux, on sent l'os qui paraît dénudé.

En arrière du point où siègent les granulations, le conduit est rétréci : on ne peut pas voir s'il existe ou non de membrane mais, par la douche d'air, on constate un bruit de perforation. La montre est entendue à 5 centimètres.

18 *juillet*. — Curettage des granulations de la paroi postérieure.

26. — La malade est très peu soulagée ; elle souffre la nuit et éprouve une sensation de tension dans l'oreille : elle est pâle, anémiée, a perdu l'appétit. A l'aide d'une canule coudée introduite dans le trajet fistuleux, on fait un lavage de la cavité à laquelle ce trajet aboutit. Ce lavage ramène du pus caséeux très fétide. Il est suivi d'une augmentation dans la douleur et nous nous décidons dès lors à trépaner l'apophyse mastoïde.

L'opération est pratiquée le 1ᵉʳ *août*. Incision en arrière du pavillon qui conduit sur le plan osseux. On n'a pas de peine à effondrer avec le ciseau une corticale peu épaisse qui forme la coquille d'une vaste cavité remplie de pus caséeux à gros caillots et tapissée de granulations. Cette cavité communique par le trajet fistuleux déjà observé avec la lumière du conduit et n'est séparé de celui-ci que par des parties molles. La paroi postérieure du conduit osseux ayant disparu jusqu'au niveau de la caisse, on fait communiquer largement celle-ci avec la cavité en faisant sauter la paroi interne de l'aditus et la paroi externe de l'attique. Par une incision longitudinale du conduit on taille aux dépens de celui-ci un lambeau qui est suturé à la lèvre postérieure de l'incision rétro-auriculaire, et on tamponne à la gaze iodoformée le conduit, la caisse et la cavité creusée spontanément dans l'apophyse.

Le pansement est renouvelé cinq jours après, les sutures sont enlevées ; par l'orifice du conduit on a accès facile dans une grande cavité qui ne tarde pas à se remplir de bourgeons charnus.

15 septembre. — Les bourgeons charnus prolifèrent et la cutanisation ne se fait pas ; pour la hâter nous plaçons deux greffes épidermiques dont l'une prend et l'autre sert de point de départ à une cicatrisation centrale.

15 octobre. — La cutanisation est presque complète, excepté d'une part dans le cul-de-sac qui correspond à la caisse, de l'autre dans celui qui répond à la pointe de l'apophyse.

Le pansement à la gaze iodoformée est renouvelé tous les 8 jours.

1ᵉʳ décembre. — Toute la surface de la cavité est cicatrisée, la peau présentant comme une invagination au niveau de l'orifice du conduit.

Octobre 1894. — Le résultat se maintient.

La *fistule rétro-auriculaire*, qui occupe un point situé à une hauteur variable sur l'apophyse, à une distance variable du conduit (1), est un orifice de

(1) Dans un cas de Huntington Richards, remarquable en outre par la temporisation excessive du chirurgien, la fistule siégeait à 6 centimètres en arrière du méat, sur l'occipital (*Med. Rec.*, N. Y., 11 décembre 1886, t. XXX, p. 654).

dimensions petites la plupart du temps. D'ordinaire le siège est assez élevé, au niveau de l'antre plutôt qu'au niveau des cellules, de sorte que souvent le stylet se dirige en bas.

Il est exceptionnel de voir une large ulcération au fond de laquelle apparaît, blanche et nécrosée, l'apophyse entière avec la partie de l'écaille adjacente à sa base (obs. XLIX). Presque toujours c'est un pertuis étroit, souvent comblé par des bourgeons charnus exubérants que fait saigner le stylet explorateur, et ce stylet tantôt arrive simplement sur l'os dénudé, tantôt pénètre dans une cavité où il rencontre un ou plusieurs sequestres mobiles. De même, par le conduit, le stylet frappe en arrière l'os dénudé.

Par cette fistule ainsi que par le conduit, — que souvent obstruent des bourgeons charnus sous forme de polypes — s'écoule un pus plus ou moins abondant et plus ou moins fétide. La communication entre l'orifice fistuleux et la caisse est dans bien des cas facile à mettre en évidence à l'aide d'une injection que l'on fait passer de la fistule dans le conduit, ou inversement : cela n'a lieu, cela va sans dire, que si au fond de la fistule la mastoïde est spontanément trépanée ou si, comme dans notre observation I, le trajet s'engage directement entre le conduit osseux et le conduit cutané pour arriver jusque dans la caisse où les osselets sont cariés.

Une autre variété, fort rare puisque sur nos 40 cas

nous ne l'avons jamais rencontrée, est celle où une fistule située à la base de la mastoïde traverse l'os et va directement sous la dure-mère. Nous citerons, par exemple, un fait de ce genre publié par Picqué (1).

Les lésions osseuses que nous avons mentionnées jusqu'à présent sont les éburnations de l'apophyse et du conduit, les trépanations spontanées, les séquestres. Il nous faut les passer en revue, et nous commencerons par les trépanations spontanées.

La *trépanation spontanée* n'est pas rare, puisque nous l'avons rencontrée dans une vingtaine de cas.

Mais habituellement elle est insuffisante. Son siège de prédilection est au lieu d'élection de la trépanation opératoire, mais elle s'en écarte assez souvent et en particulier se produit volontiers plus en arrière, aux environs du sinus. Sa largeur est très variable ; de même sa profondeur. Quelquefois l'os est détruit — à part quelques restes cariés et ramollis — jusque dans la caisse, en sorte que spontanément le trajet va jusque dans la caisse, et malgré cette large brèche dans l'os, la cavité ne se vide pas, ne se comble pas, et la fistule persiste (obs. XXX, XXXIII, par exemple). D'autre part, il est fréquent que la fistule aboutisse à un os simplement dénudé ou perforé d'un trou qui admette à peine l'extrémité du stylet.

_____

(1) Picqué, Abcès sous dure-mérien, consécutif à une otite moyenne, trépanation, guérison. *Ann. des mal. de l'or. et du larynx*, 1890, t. XVI, p. 439.

Autour de ce point dénudé ou perforé, l'os offre une consistance fort variable suivant le cas. Tantôt en effet il y a une véritable carie, plus ou moins étendue, de l'apophyse et de la paroi postéro-supérieure du conduit, en sorte que l'on n'a qu'à évider l'os malade à la curette pour pénétrer largement jusque dans la caisse et la curetter à son tour. De cette variété nous donnerons comme exemple les observations suivantes :

OBSERVATION XXXIII. — *Fistule mastoïdienne. — Trépanation spontanée de la mastoïde et de la caisse. — Evidement. — Guérison.*

Gérard... Augustine, 25 mois, est apportée le 25 *juillet* 1893 à l'hôpital Trousseau. Née de parents bien portants, elle a un frère de 10 mois bien portant. Sans maladie aiguë préalable, elle a été opérée à l'âge de 6 semaines, d'un gonflement rétro-auriculaire gauche, suivi d'otorrhée 6 semaines plus tard. Puis elle passa un an à la campagne, en assez bon état, sauf son otorrhée. Mais il y a 6 mois, le gonflement rétro-auriculaire reparut et cette fois s'ouvrit ; il est resté depuis fistuleux.

Actuellement, l'oreille gauche est obstruée par un gros polype et donne issue à une suppuration abondante et très fétide ; de même une fistule rétro-auriculaire, à la base de la mastoïde. Pas de paralysie faciale.

Le 29 *juillet*, après incision rétro-auriculaire et mise à nu de l'os, je trouvai dans la mastoïde une cavité pleine de fongosités, au milieu desquelles il y avait plusieurs séquestres, dont un volumineux. La paroi postérieure du conduit osseux a disparu et il y a une cavité formée spontanément qui conduit jusque dans la caisse. La caisse fut curettée, je n'y trouvai pas trace des osselets. Autour de cette cavité l'os était dur, non carié.

Sans suturer l'incision, je fis par la plaie et par le conduit un tamponnement à la gaze iodoformée.

Le traitement post-opératoire n'offrit rien de spécial.

Le 14 *octobre*, la cicatrisation était complète. Derrière l'oreille existait une cicatrice déprimée, adhérente à l'os. L'otorrhée était absolument tarie.

Le 27 *décembre*, j'ai opéré cette enfant d'une adénite subaigüe suppurée occupant la région sterno-mastoïdienne supérieure à gauche. L'adénite existait déjà lors de ma première intervention, mais elle n'a suppuré qu'il y a quelques jours. L'état de l'oreille continue à être tout à fait satisfaisant.

OBSERVATION XXXIV. — *Fistule mastoïdienne. — Trépanation spontanée. — Ouverture de la caisse. — Guérison.*

Louis Hén..., 8 ans. Écoulement de l'oreille droite depuis 5 ou 6 ans et de l'oreille gauche depuis peu de temps. Il y a deux ans, abcès mastoïdien du côté droit qui s'est ouvert spontanément et s'est terminé par une fistule.

Aujourd'hui, 29 *mars* 1893, l'oreille coule par le trajet fistuleux et par le conduit. L'orifice du trajet fistuleux siège à la pointe de l'apophyse et un stylet peut y être enfoncé de bas en haut jusqu'à une profondeur de près de 3 centimètres. Les bords de la fistule sont bourgeonnants et saignent facilement. Le pus qui en sort est fétide. Du côté du conduit, on trouve une tumeur située à la partie postérieure et qui paraît communiquer avec l'abcès mastoïdien, car la pression sur cette tumeur augmente l'écoulement. En arrière de la tumeur, on trouve du pus concret et fétide.

L'opération est pratiquée à la clinique le 4 *mai* 1893. Après avoir fait sauter une mince couche corticale conservée, on arrive dans une cavité du volume d'une noix, remplie de magma caséeux qu'il suffit d'évacuer à la curette. La paroi postérieure du conduit osseux a complètement disparu et la tumeur qu'on apercevait dans le conduit est la poche même de la cavité creusée aux dépens de l'apophyse mastoïde.

On fait communiquer largement la caisse et la cavité mastoïdienne en détruisant la paroi externe de l'attique et de l'aditus. Le reste de l'opération ne présente rien de spécial.

La température des 7 premiers jours oscilla autour de 37°. Au 7e jour ablation du pansement qui présente un peu de fétidité.

Ces pansements furent renouvelés tous les 4 ou 5 jours, le tamponnement étant surtout pratiqué par le conduit. La cutanisation de cette grande cavité marcha lentement, il se produisit des bourgeons charnus qui furent cautérisés ou enlevés à la curette. Mais au bout de 4 mois la plaie postérieure était fermée, l'oreille ne coulait plus, l'orifice externe du conduit donnait accès dans une vaste cavité cutanisée.

Août 1894. Le résultat se maintient.

Tantôt au contraire existe cette ostéite condensante, éburnante, à laquelle nous avons déjà fait allusion. C'est alors que la mastoïde présente une couche corticale épaisse et dure, qui entoure des cellules rudimentaires, nulles même quelquefois et réduites à l'antre. C'est alors que, si l'affection remonte au jeune âge, l'apophyse subit un arrêt de développement, en sorte qu'elle apparaît petite, atrophiée, en retrait sur l'écaille et sur le conduit (obs. I). C'est alors enfin qu'entre les diverses cellules les cloisons peuvent se compléter, isolant ainsi une cavité qui ne communique plus avec l'antre : et dans un cas de ce genre l'un de nous a dû pratiquer comme deux opérations isolées sur le même malade, une opération de Stacke et une trépanation de l'apophyse (obs. XXXV).

OBSERVATION XXXV. — *Otite moyenne chronique avec éburnation de l'apophyse. — Abcès apophysaire indépendant de l'aditus. — Opération de Stacke. — Trépanation de l'apophyse.*

Noir..., 16 ans, nous est envoyée le 30 novembre 1893 pour un écoulement de l'oreille gauche depuis l'âge de 4 ans. Cet écoulement n'a jamais cessé. Il s'est produit à plusieurs reprises, après de violentes douleurs, des inflammations de l'apophyse terminées par des mastoïdites suppurées s'ouvrant au dehors et guérissant spontanément au bout de quelques semaines. On trouve en effet au niveau de l'apophyse gauche une cicatrice qui est la trace de ces accidents.

La malade vient aujourd'hui parce que ces douleurs la reprennent, accompagnées de vertiges et de vomissements. Elle n'a ni fièvre ni frisson. Dans le conduit on trouve du pus fétide et comme particularité un rétrécissement caractéristique du conduit siégeant à peu près au niveau du tiers interne avec les deux tiers externes. L'orifice central permet à peine l'introduction du stylet : l'exploration démontre que nous avons à faire à un diaphragme membraneux produit aux dépens des parties molles et non à une périostose du conduit.

Nous nous décidons à pratiquer l'*opération de Stacke* et nous constatons que l'*aditus ad antrum* conduit à un cul-de-sac peu profond à parois éburnées. Nous revenons sur l'apophyse à la place où se trouvait la cicatrice certaine, et nous enlevons la corticale à un demi centimètre de la pointe, au point où se trouvent ordinairement les grandes cellules.

Cette trépanation nous conduit dans une cavité osseuse à parois éburnées, sans communication ni avec l'antre, ni avec aucune autre cellule, et remplie de magma caséeux. Il semble que cette cavité ait été séparée du système cellulaire de l'apophyse, se soit enflammée, ouverte et guérie pour son propre compte. Nous la curettons, nous faisons sauter la paroi éburnée qui la sépare du conduit, de l'*aditus ad antrum* et de la caisse en haut et en avant. Rien de spécial pour le reste de l'opération.

Les douleurs et le vertige ont cessé.

Février 1895, la malade a toujours une cavité légèrement suppurante ouverte derrière le pavillon.

Les *séquestres* enfin sont fréquents. On les rencontre soit sous forme d'une sorte de poussière osseuse mêlée aux fongosités qui remplissent les cellules, l'aditus et la caisse, soit sous forme d'une ou plusieurs masses irrégulièrement cubiques. Ils siègent dans une cavité plus ou moins vaste qui occupe toute l'apophyse, le canal de l'antre et la caisse, et cette cavité, après leur ablation, présente des parois suivant les cas molles ou dures, où quelquefois le sinus, la dure-mère se trouvent à nu sur une plus ou moins grande étendue. Chez un enfant que nous avons opéré à deux reprises et qui a fini par mourir de méningite, il y avait à chaque fois des séquestres volumineux, et finalement il resta, le rocher étant presque entièrement détruit, une énorme cavité allant jusqu'à la paroi du pharynx (obs. XXXVI).

OBSERVATION XXXVI. — *Fistule mastoïdienne avec séquestres ; deux interventions successives. — Mort de méningite.*

Nic... (Auguste), 3 ans, est entré le 30 *octobre* 1892 à l'hôpital Trousseau, salle Denonvilliers.

Il est atteint à droite d'une otorrhée extrêmement abondante
et fétide ; d'une fistule rétro-auriculaire qui suppure de même;
d'une paralysie faciale complète.

5 *novembre.* — Incision rétro-auriculaire : on arrive dans
une vaste cavité qui contient un volumineux séquestre.

Après cette intervention, l'état local s'améliora d'abord, puis
la suppuration redevint aussi abondante et fétide que par le
passé. Apyrexie.

11 *mars* 1893. — Nouvelle opération. On arrive dans une
cavité énorme, qui contient de nombreux séquestres et dont
les parois osseuses sont partout friables, en sorte qu'après
curettage tout le rocher a disparu, et la cavité est limitée en
haut par la dure-mère, en dedans par le pharynx.

A la suite de cette intervention, l'enfant eut un peu de fièvre, sans dépasser toutefois 38°, et il succomba le 28 *mars*
1893.

A l'*autopsie*, méningite suppurée de la base. Quelques tu-
bercules des méninges. Pas de tuberculose viscérale ni gan-
glionnaire.

Telles sont, dans leur ensemble, les *lésions osseuses* contre lesquelles nous devons agir. Ces rapides
notions anatomo-pathologiques étaient indispensables pour que nous pussions discuter les indications
thérapeutiques.

Dans cette courte revue, nous avons esquissé les

signes qui résultent en somme des constatations
faites par la vue, et par l'exploration de l'os au stylet.
Parmi les *symptômes fonctionnels*, nous signalerons
la fréquence relative de la paralysie faciale. Ce symptôme est associé assez souvent (obs. XXXVIII, XXXIX)
mais non toujours (obs. XXXVII) à l'existence de séquestres. Il est produit soit parce que la mortifica-
tion frappe la partie de l'os qui contient le canal du
facial, soit parce que le nerf se trouve simplement
comprimé par les fongosités et les produits inflammatoires. Dans le premier cas, la paralysie est incurable (obs. XXXIX), dans le second elle est curable
(obs. XXXVII, XXXVIII).

OBSERVATION XXXVII. — *Otite chonique avec abcès mastoïdien et paralysie faciale. — Trépanation de l'apophyse et
de la caisse. — Guérison.*

Emilie le C... 9 ans, entrée le 20 *janvier* 1893 à l'hôpital
Trousseau, salle Giraldès.

Son père, après une fièvre typhoïde, est devenu sourd de l'o-
reille gauche ; 4 frères et sœurs morts de diphtérie.

A eu la diphtérie à l'âge de 3 ans 1/2.

Depuis l'âge de 2 ans l'oreille gauche est devenue le siège
d'un écoulement peu abondant, qui a persisté sans jamais cesser ni augmenter. L'enfant ne souffrait d'ailleurs pas. Le
5 *janvier* 1893, à son réveil, sa mère lui vit toute la moitié
gauche de la face enflée et en même temps une grosseur derrière l'oreille gauche, grosseur qui avait la taille d'une petite
noix. Pendant 15 jours, suivant l'avis du médecin, la mère la
soigna avec des cataplasmes et des injections dans l'oreille qui

amenèrent un écoulement abondant sans que la grosseur diminuât. L'enfant dormait et mangeait bien d'ailleurs.

20 *janvier* 1893.— L'enfant est présentée à la consultation de l'hôpital et est admise immédiatement. Abcès rétro-auriculaire; polype de la caisse ; paralysie faciale.

21. — Incision de l'abcès rétro-auriculaire sous lequel existe une trépanation spontanée de l'apophyse. Curettage de l'antre et de la caisse.

L'enfant quitte l'hôpital le 29 janvier, puis revient au pansement deux fois par semaine.

La guérison était obtenue le 6 *juin*.

L'enfant est revue le 23 *janvier* 1894. Depuis le mois de juin, elle va bien, mais il persiste un peu d'écoulement d'oreille ; installations de glycérine phéniquée.

L'audition est très imparfaite de ce côté sans être toutefois complètement abolie ; la paralysie faciale a cessé.

OBSERVATION XXXVIII. — *Mastoïdite chronique avec paralysie faciale. — Trépanation de l'apophyse et de la caisse. — Guérison.*

Mart... Marie, 15 ans 1/2, vient à la clinique le 22 *avril* 1893 pour un écoulement très ancien et intermittent de l'oreille droite. Cette oreille coule depuis l'âge de 18 mois. A cette époque, au cours d'une otite aiguë, il se forma un abcès derrière l'oreille, qui s'ouvrit spontanément et fut suivi d'une fistule. Celle-ci finit par se tarir et on trouve à sa place une cicatrice enfoncée. Depuis, l'oreille n'a cessé de couler par intermittences, le pus qui sort est plus ou moins abondant, mais toujours fétide. Il y a 15 jours, la malade éprouva de violentes douleurs dans la même oreille, et 5 jours après survint une paralysie faciale de ce côté. *Actuellement*, il n'y a plus de douleurs spontanées, il n'y a pas de gonflement, l'oreille suppure et la paralysie faciale quoique très prononcée serait cependant en voie de diminution. Après lavage on aperçoit un polype qui remplit tout le conduit et qui est enlevé au serre-nœud. Cette ablation permet de faire un lavage de la caisse qui donne issue à une grande quantité de pus caséeux et fétide. On aperçoit d'autres polypes plus petits et paraissant venir de la partie supérieure de la caisse. Cette paralysie faciale survenue brusquement au cours d'une otite ancienne, dans une oreille remplie de bourgeons charnus et de granulations, ayant présenté autrefois des complications mastoïdiennes et allant en s'améliorant quoique très légèrement depuis le jour de sa production, nous font penser à une compression du nerf facial soit par un séquestre, soit par une autre cause et nous nous décidons à pratiquer la trépanation de l'apophyse mastoïde qui est faite le 29 *avril.*

Le décollement du périoste se fait difficilement, surtout au niveau d'une dépression osseuse qui se trouve située juste au-dessous de la *linea temporalis.* Au fond de cette dépression on trouve avec le stylet un pertuis osseux qui conduit dans l'antre.

Ouverture de l'antre à ce niveau et on tombe dans une cavité spacieuse, pleine de pus caséeux et de fongosités, contenant un petit séquestre dans la partie supérieure. Celle-ci ayant été curettée, on pénètre dans la caisse par le procédé ordinaire. Reste de l'opération comme de coutume.

Pendant les jours qui suivent l'opération, la malade ne se plaint d'aucune douleur, la température oscille autour de 37°.

4 *mai.* — Premier pansement. Il n'y a pas de pus sur les pièces du pansement. On fait le pansement seulement par le conduit. Paralysie faciale notablement diminuée.

8. — La plaie est en bon état, légère fétidité sur les pièces du pansement. La malade quitte la clinique pour venir seulement au pansement externe, régulièrement deux fois par semaine, pendant 4 mois. La cavité très spacieuse, que l'on

peut inspecter en tous les points par le conduit, se recouvre fréquemment de bourgeons charnus que l'on cautérise au nitrate d'argent. Peu à peu cependant elle se cicatrise de proche en proche et en décembre 1893 la malade est guérie tout à fait de sa paralysie faciale, il n'y a pas de fistule derrière l'oreille, celle-ci ne coule pas. Le conduit, la cavité de l'antre, la caisse forment un diverticule cicatriciel.

Février 1895. — La malade va très bien.

OBSERVATION XXXIX. — *Fistule mastoïdienne avec séquestre et paralysie faciale. — Trépanation de l'apophyse et de la caisse. — Guérison.*

Reisd... Elise, 8 ans, est entrée le 17 *mars* 1893 à l'hôpital Trousseau, salle Giraldès.

La mère est morte de la variole 8 jours après un accouchement ; elle avait une bonne santé habituelle. Le père est d'une très bonne santé, 2 sœurs également. Deux frères de père, dont un de 3 ans se porte bien, l'autre de 8 mois s'élève bien.

Née à terme. Pas de maladies. Environ à l'âge de 5 ans, sans cause apparente, débute une otorrhée assez abondante. Traitement par les injections à l'eau phéniquée dont le résultat est nul. Vers le mois de décembre 1892, il se forme derrière l'oreille une petite tumeur rouge, douloureuse, de la grosseur d'une noisette. Cet abcès ne tarde pas à s'ouvrir et reste fistuleux. Puis, comme il se déclare de la paralysie faciale, on amène l'enfant à la consultation de médecine, où elle est admise. Le lendemain M. Sevestre, constatant que l'enfant porte une fistule rétro-auriculaire, la fait passer en chirurgie.

Le 25 *mars* 1893, extraction d'un séquestre du rocher, trépanation de la caisse. Tamponnement iodoformé.

Pansements ultérieurs comme de coutume.

La cavité s'est lentement comblée et l'enfant est partie guérie pour Berck-sur-Mer, le 15 *septembre* 1893.

1er *février* 1894. — L'enfant est actuellement à Berck-sur-Mer. D'après les renseignements du père qui a été la voir, il y a un mois, elle n'a plus d'otorrhée et la cicatrice mastoïdienne se maintient. Etat général excellent.

La paralysie faciale persiste.

OBSERVATION XL. — *Fistule mastoïdienne avec paralysie faciale. — Trépanation de la mastoïde et de la caisse. — Résultat ?*

Aub... Arsène, âgé de 3 ans 1/2, est entré à l'hôpital Trousseau, salle Denonvilliers, le 28 *juillet* 1893.

Cet enfant, dont les antécédents héréditaires sont bons, s'est toujours bien porté jusqu'à ces derniers temps.

Il y a 4 mois, il a eu en même temps la rougeole et la scarlatine, avec rechute au bout d'un mois.

Il y a 2 mois, il commença à se plaindre de douleurs dans la tête et dans les oreilles, sans écoulement. Bientôt après survint, des deux côtés mais surtout à droite, un gonflement rétro-auriculaire. Celui de gauche ne tarda pas à disparaître, mais à droite il se forma un abcès qui fut incisé deux fois. Cette incision semblait en bon état, lorsque, il y a 3 jours, les parents remarquèrent que la face de l'enfant était déviée à droite et que l'état général devenait médiocre.

A l'entrée, on constata, outre une paralysie faciale droite, une fistule rétro-auriculaire du même côté. Le conduit est obstrué au fond par des bourgeons charnus.

Pendant les 3 jours qui précédèrent l'opération, la température oscilla entre 37°5 et 37°8.

Le 3 *août*, incision ordinaire. La mastoïde présente, à hauteur du conduit, un pertuis fongueux dans lequel fut introduite la curette. Au-dessous de ce pertuis, toutes les cellules sont fongueuses. La coque qui les entoure est enlevée, sur le protecteur, à la gouge et au maillet. Après curettage des cellules, le canal de l'antre apparaît très large, plein de fongosités. Cela étant, la caisse est ouverte par le procédé habituel. Au milieu des fongosités que la curette ramène de la caisse, on trouve l'enclume érodée. Le marteau n'a pas été vu.

Après l'opération, la réaction a été nulle. Les pansements ont été faits comme de coutume tous les 3 à 4 jours.

Le 17 *août*, l'enfant a quitté le service pour aller dans la Nièvre. Il porte une cavité bourgeonnante de bon aspect.

Nous mentionnerons encore les vertiges, notés déjà dans notre observation XXXV. Nous en rapprocherons le fait suivant, qui entrera en série avec certains cas de « méningisme » dont nous parlerons dans un instant.

OBSERVATION XLI. — *Vertiges causés par un abcès de l'antre. — Trépanation. — Guérison.*

Cor..., 34 ans, masculin, le 2 *mai* 1894 au sortir d'un bain chaud, éprouve dans l'oreille droite un sentiment de plénitude, comme s'il y était resté de l'eau, et de légères douleurs qui vont en augmentant les jours suivants.

Le 6 *mai* le tympan se rompt, l'oreille coule abondamment, grand soulagement. L'écoulement persiste abondant, sans donner lieu à aucune gêne, mais au commencement de juin C... est atteint de vertiges légers et se présente à nous. Il nous apprend qu'autrefois très bien portant il a eu en 1888 une forte bronchite, depuis il n'a cessé de tousser et est repris assez fortement tous les hivers : l'auscultation est négative ; les antécédents héréditaires n'offrent rien de particulier. L'écoulement est très abondant et se fait au travers d'une large destruction du segment antéro-inférieur de la membrane.

Ni fièvre, ni douleur à l'apophyse.

Les vertiges augmentant malgré le traitement habituel, et le malade ne pouvant plus se tenir debout, nous nous décidons à une intervention, le 21 *juillet* 1894.

Incision. Trépanation de l'antre. Mastoïde éburnée. On trouve l'antre très profondément plein de pus. Curettage de la cavité, agrandissement de la pointe sans trouver de cellules. Pansement à la gaze iodoformée.

La guérison est obtenue en trois semaines, sans élévation de température.

Décembre 1894, le résultat se maintient.

§ 2. — **Indications thérapeutiques et manuel opératoire.**

Les deux questions qui se posent sont les suivantes :

1° Quand faut-il agir et y a-t-il des contre-indications opératoires : c'est-à-dire quelles sont les indications cliniques.

2° Comment faut-il agir, c'est-à-dire quelles sont les indications anatomiques, qu'il convient de réunir au manuel opératoire, car la plupart du temps, on doit modifier, au fur et à mesure des constatations directes, le plan opératoire typique que l'on s'est proposé à l'avance.

I. INDICATIONS CLINIQUES. — De ce que nous avons

dit au début de ce chapitre ressort notre opinion, sans qu'il soit besoin d'insister davantage : nous conseillons d'opérer aussitôt que possible, sans se fier à la nature dont les velléités curatrices sont trop souvent insuffisantes à prévenir des complications mortelles. Aussi avons-nous même coutume de compléter l'intervention dès que nous sommes consultés par un sujet qui, à une époque plus ou moins récente, a été traité par l'incision de Wilde.

Lorsqu'il y a une fistule, nous ne sommes plus en présence, comme pour les mastoïdites aiguës, d'une opération d'urgence, ou à peu près. Sauf pourtant lorsqu'il existe des complications intra-crâniennes plus ou moins nettement diagnostiquées : l'intervention doit alors être pratiquée sans aucun délai s'il s'agit d'un abcès cérébral ou d'une phlébite du sinus. Nous croyons même qu'on doit traiter la fistule quand on soupçonne une méningite. Sans doute, contre la méningite aiguë suppurée, nous ne pouvons rien, et si nous opérions pour entretenir avec sollicitude une statistique aussi vierge que possible de décès, nous nous garderions de toucher à ces sujets. Mais tel ne doit pas être notre but, et comme l'opération est seulement inefficace, se borne à ne pas empêcher le malade de succomber à une méningite fatalement mortelle par elle-même, nous pensons qu'elle doit être entreprise. En premier lieu, parce qu'à côté des méningites confirmées il existe, avec ou sans fistule mastoïdienne, des cas analogues à nos observations II et XLII, où des accidents à allures méningitiques — pour ne pas préjuger de leur nature exacte — ont cédé avec une rapidité merveilleuse ou au bout de quelques jours, à la désinfection de l'oreille moyenne et de ses annexes ; en second lieu parce que notre diagnostic n'est pas toujours bien ferme entre la méningite, la thrombose des sinus, l'abcès cérébral. C'est pour cela que l'un de nous a opéré deux fois dans des cas de ce genre, sans se faire illusion sur le résultat probable : il s'agissait une fois d'un enfant chez lequel, au milieu des accidents d'une méningite aiguë, se déclara tout d'un coup une hémiplégie qui rendit probable le diagnostic, malheureusement inexact, d'abcès cérébral (obs. XLV), une autre fois, d'un enfant chez lequel fut tentée la chance d'une méningite non encore suppurée et curable (obs. XLVI).

OBSERVATION XLII. — *Otite moyenne chronique bilatérale avec abcès mastoïdien à gauche. — Accidents pseudo-méningitiques. — Trépanation de l'apophyse et de la caisse. — Guérison.*

Rat... Berthe, âgée de 5 ans, est entrée le 22 *février* 1893 à l'hôpital Trousseau, salle Giraldès.

Mère sujette aux bronchites, mais vigoureuse et n'ayant jamais craché le sang. Père bien portant. Une sœur morte de méningite à 13 mois ; deux frères dont l'un, de 10 ans 1/2, a eu beaucoup de gourmes, dont l'autre a été atteint d'otorrhée.

L'enfant a eu la rougeole vers avril-mai 1890 ; 15 jours après l'oreille gauche a coulé, puis la droite 18 mois plus tard, mais peu et avec intermittences, tandis que la gauche suppurait toujours abondamment. En 1891, bronchite avec pleurésie et fluxion de poitrine ; c'est alors que l'oreille gauche est devenue complètement sourde. A cette époque, l'enfant a été très malade, et c'est après son rétablissement, en avril 1892, qu'on l'a amenée à la clinique du docteur Lubet, où on l'a soignée par les moyens ordinaires. L'otorrhée a néanmoins persisté, et le 22 février l'enfant a été envoyée à l'hôpital, pour un abcès mastoïdien qui venait de se former, avec fièvre, douleurs, insomnie.

Le 24 *février*, incision, trépanation au lieu d'élection, curettage de la caisse, qui est remplie de fongosités.

Après les pansements habituels, l'enfant sort guérie le 13 *avril*, ayant il est vrai toujours de l'otorrhée.

Elle nous est ramenée le 7 *août* pour une fistulette qui vient de se rouvrir derrière l'oreille. Suppuration peu abondante par le conduit et par la fistule.

Pendant les quelques semaines que l'enfant est restée à l'hôpital avant d'être de nouveau opérée, elle a présenté plusieurs accès fébriles, dont on se rendra compte par l'examen de la feuille de température.

Du 4 au 25 *septembre*, la température fut normale, l'état général fut bon. Mais le 25 commença une légère hyperthermie qui s'accentua le lendemain, avec céphalalgie, assoupissements.

27. — La fistule fut donc curettée, et elle conduisit jusque dans la caisse par un trajet fongueux, sans os malade.

Après cette intervention, l'état resta grave, avec menaces de méningite pendant 10 jours ; puis il s'améliora. Il y eut encore quelques poussées, mais moins intenses, et finalement, depuis le 21 *octobre*, date à laquelle sont arrêtés les tracés thermo-

Obs. XLII. — **Fistule mastoïdienne avec méningisme.**

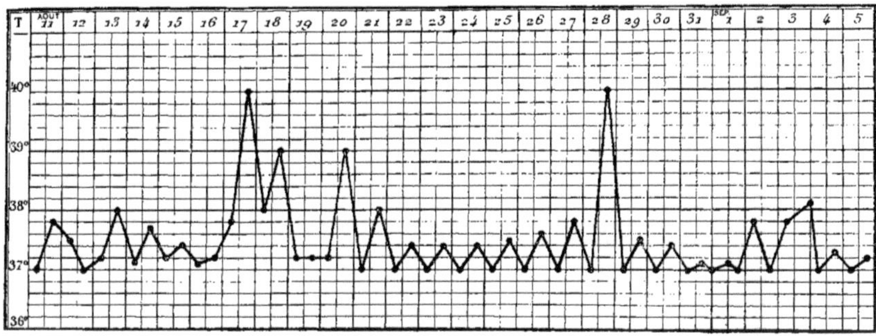

Tracé thermométrique du 11 août au 5 septembre. Température normale du 5 au 25 septembre.

Obs. XLII. — **Fistule mastoïdienne avec méningisme.**

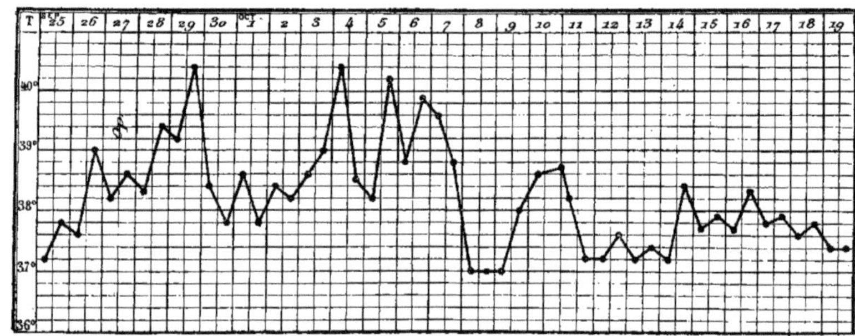

Tracé thermométrique du 25 septembre au 19 octobre. Malade opérée le 27 septembre, pendant une poussée méningitique grave, dont les accidents n'ont cessé qu'au bout de 10 jours.

métriques, la température fut normale, la réaction méningée est nulle et l'état général excellent.

Les pansements ont été faits comme de coutume.

15 *décembre*. — La plaie postérieure est cicatrisée, mais il persiste une suppuration odorante par le conduit, la caisse bourgeonne et saigne facilement.

3 *février* 1894. — Examen par M. le docteur Boulay. L'oreille droite présente une très large perforation. On monte avec le stylet jusque dans l'attique, où on ne sent pas d'os dénudé. A gauche, membrane disparue. Le stylet ramène des masses caséeuses.

Dans le courant de février s'est rouverte derrière l'oreille une fistulette qui d'ailleurs suppure à peine et s'est rapidement cicatrisée.

Le 7 *juillet*, on ramène l'enfant à l'hôpital parce que depuis 15 jours son oreille suppure un peu par moments. Instillations d'alcool boriqué.

Depuis ce moment, la cicatrisation se maintient, mais par les deux oreilles il y a un peu d'otorrhée de temps à autre.

OBSERVATION XLIII. — *Mastoïdite chronique avec vertiges et vomissements. — Trépanation de l'apophyse. — Guérison.*

Gos..., 39 ans, masculin, se présente à la clinique le 26 *juin* 1894 pour des douleurs d'oreille qui datent de 10 jours avec écoulement et surdité ; jusqu'à ce jour, il n'a jamais eu d'accident du côté des oreilles et paraît avoir joui d'une bonne santé. L'écoulement est séreux et peu abondant. Après lavage, on trouve une perforation punctiforme placée dans la partie supérieure de la membrane. Cette perforation est agrandie par une paracentèse, et cette opération est suivie d'un grand soulagement.

Le 30 *juin* écoulement très abondant : le cathétérisme fait écouler une grande quantité de pus par l'orifice de la paracentèse.

16 *juillet*. — L'écoulement a diminué : on voit un point granuleux sur la paroi interne de la caisse ; pansement à l'acide borique : l'oreille suppure encore très abondamment et cet écoulement se continue pendant les mois d'août et de septembre sans modification de l'état général sauf quand des granulations viennent boucher l'orifice de la perforation.

Dans les premiers jours d'octobre, le malade commence à se plaindre de vertiges ; le 8 *octobre* il a un frisson, de la fièvre et des vomissements. L'écoulement est toujours très abondant, la perforation persiste et il n'y a pas de modification des tissus qui recouvrent l'apophyse, ni de douleurs à la pression sur cet os.

10 *octobre*. — Le malade ne peut se tenir debout, ni marcher ; il a toujours des vomissements mais il n'a pas eu de nouveaux frissons. Nous nous décidons à trépaner l'apophyse.

13 *octobre*. — Trépanation au niveau des cellules dans lesquelles on ne trouve pas de pus. Ouverture de l'antre, profondément situé et plein de bourgeons charnus, mais pas de pus collecté. Curettage de l'antre et de l'aditus d'arrière en avant ; la communication de l'antre et de la caisse étant jugée suffisante par l'aditus, cette dernière cavité n'est pas ouverte, la plaie osseuse est tamponnée à la gaze iodoformée ainsi que le conduit.

20. — Premier pansement, pas trace de pus ni dans la plaie, ni dans le conduit.

Depuis l'opération, le malade n'a pas eu de fièvre, pas de vertiges, pas de vomissements.

15 *février*. — Le malade est encore en traitement, son état général ne laisse rien à désirer mais il reste une cavité suppurante au fond de laquelle on sent au stylet un point osseux dénudé.

OBSERVATION XLIV. — *Mastoïdite chronique avec vertiges, vomissements, paralysie faciale. — Trépanation de l'apophyse et de la caisse.*

Bourg..., 24 ans, femme, se présente à la clinique le 2 *juin*
1894, pour une otite moyenne suppurée droite datant d'environ trois semaines : début par douleurs et écoulement peu
abondant qui ont duré une dizaine de jours, puis après quelques jours de sédation elle a ressenti de grands élancements
dans l'oreille, des vertiges avec vomissements ; les vertiges
sont surtout considérables dans la position debout. Depuis 2 ou
3 jours la malade a en outre des frissons irréguliers ; l'état général est mauvais, inappétence et insomnie. Son père serait
mort de bronchite et de laryngite il y a quatre ans ; une de
ses sœurs serait morte de la poitrine à 19 ans, un frère est
mort de convulsions, elle-même a toujours été anémique, tar-
divement réglée, 17 ans ; elle a eu une otite suppurée à gauche, guérie, dont on trouve encore les traces.

L'oreille droite présente une large perforation en arrière du
manche, avec peu de pus fétide ; un stylet recourbé introduit
par cette perforation permet de pénétrer très haut dans l'attique. Le cathétérisme ne fait pas sortir de pus et n'améliore pas
l'état vertigineux.

L'apophyse paraît saine : on ne trouve pas de douleur à la
pression. On fait un lavage de la caisse à l'aide de la canule de
Hartmann.

Après une seconde visite à la clinique, Mme B. se trouve
tellement malade qu'on est obligé d'aller la visiter chez elle.
Les douleurs de tête particulièrement du côté droit sont insup-
portables ; elles irradient jusque dans le cou. Les vomissements sont presque constants et le vertige est tel qu'elle ne
peut s'asseoir dans son lit.

Le 13 *juin* survient une paralysie faciale avec léger écoulement de pus fétide par l'oreille. En présence de cette localisation nouvelle, l'intervention est décidée, bien résolus que nous sommes d'aller aussi loin que possible à la découverte anatomique du facial

La trépanation, au niveau supposé de l'antre, est laborieuse, l'os présentant la dureté de l'ivoire : on pénètre à deux centimètres sans trouver ni cellules ni antre ; cherchant plus bas, vers la pointe de l'apophyse, on trouve celle-ci compacte, sans cavité cellulaire. On fait sauter la paroi postéro-supérieure du conduit, qui sépare du conduit et de la caisse le puits de la trépanation et on fait sauter aussi la paroi externe de la caisse

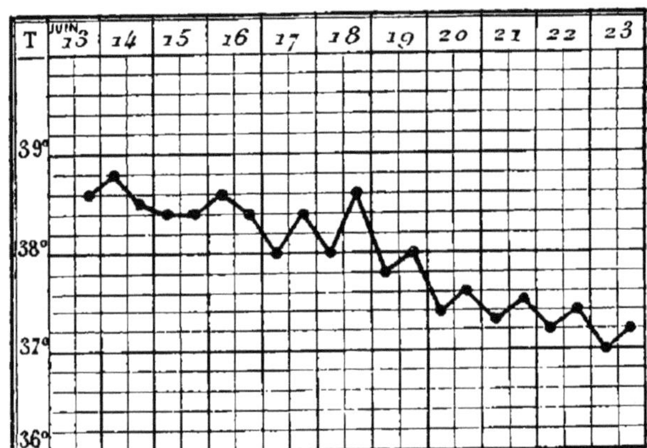

jusqu'aux limites supérieures de celle-ci : la paroi supérieure est même enlevée si bien que la dure-mère est mise à nu ; cette membrane paraît saine et ne bombe pas par la perforation.

La trépanation est poursuivie profondément au niveau du promontoir et du coude facial, on trouve là un point carié et on enlève des lamelles osseuses très minces, qui paraissent appartenir à l'oreille interne. En effet on voit un canal arrondi qui paraît être le canal semi-circulaire transverse ouvert : au-dessous se trouve un autre canal coudé qui paraît être l'aqueduc de Fallope, vide du facial ; toute cette cavité est curetée avec soin, jusqu'à ce qu'on ne trouve plus aucun point malade. Reste de l'opération sans rien de spécial.

A dater de l'opération, les douleurs ont diminué, les vertiges et les vomissements ont cessé, mais la fièvre a continué pendant quelques jours, comme le montre la feuille de température. Le premier pansement est fait trois jours après à cause de la fièvre ; on ne trouve pas de pus dans la cavité.

Bientôt la fièvre a cessé, les douleurs et les vertiges ont disparu, l'état général est redevenu bon. Aujourd'hui 1er *février* 1895, la plaie postérieure est fermée et le conduit donne accès dans une vaste cavité presque en entier cutanisée, excepté tout à fait au fond où quelques bourgeons charnus, qui se reproduisent, nous font redouter une petite lésion osseuse.

OBSERVATION XLV. — *Otite moyenne suppurée avec méningite suppurée. — Trépanation de l'apophyse, de la caisse et du crâne — Mort.*

Lej... Louis, 11 ans 1/2, entré le 19 *janvier* 1893 à l'hôpital Trousseau, salle Barrier, service de M. Le Gendre.

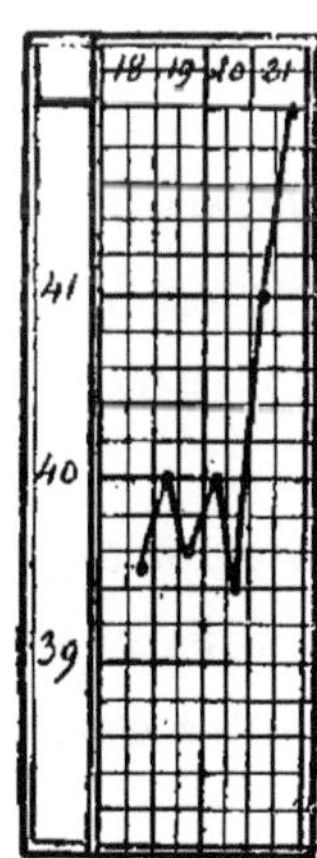

Père tuberculeux ; mère bien portante ; un frère tuberculeux. Il y a 2 ans, l'enfant a eu une pleurésie ; il y a 2 mois, une otite moyenne du côté droit, suivie d'otorrhée persistante.

Lorsque l'enfant est apporté à l'hôpital, il est atteint depuis 6 jours de céphalalgie, constipation, vomissements.

A l'entrée, outre ces symptômes, T. 40°, P. 80, irrégulier ; nuque raide et douloureuse ; léger strabisme interne de l'œil gauche. Otorrhée droite abondante et fétide (lavages).

20 *janvier*. — Hémiplégie gauche, survenue brusquement pendant la nuit ; paralysie faciale gauche ; pouls 180 ; coma ;

mydriase à droite. Mon collègue et ami Le Gendre m'ayant prié d'examiner l'enfant, nous concluons, vu la brusque hémiplégie, à la possibilité d'un abcès cérébral.

Je fais donc séance tenante la trépanation de l'apophyse de l'aditus et de la caisse ; c'est dans cette dernière seulement que je trouve du pus, des fongosités et les osselets cariés. Cela fait, j'ouvre au ciseau le plafond de l'aditus et, agrandissant la brèche vers la fosse temporale, je mets à nu la dure-mère, qui bombe légèrement, sur l'étendue d'une pièce de 2 francs. Quoiqu'elle batte, je l'incise, et je vois le cerveau que je ponctionne au trocart dans trois directions : les ponctions restent blanches. Tamponnement à la gaze iodoformée, comme de coutume.

Le lendemain matin, état comateux. Mort le soir.

A l'autopsie, méningite suppurée de la base, gagnant la région rolandique droite, profondément ramollie. Pas d'abcès cérébral. La partie ponctionnée du cerveau n'est nullement enflammée. Les autres viscères sont sains.

OBSERVATION XLVI. — *Fistule mastoïdienne. — Méningite aiguë. — Trépanation de l'apophyse et de la caisse. — Mort.*

Val... Lucien, âgé de 5 ans, est entré le 26 *décembre* 1893 à l'hôpital Trousseau, salle Lugol, dans le service de M. Sevestre. Les parents sont bien portants tous les deux, une sœur bien portante, et une morte âgée de 15 jours.

Il y a un an, l'enfant a eu la rougeole, suivie d'otite, et depuis cette époque l'oreille coule ; mais l'élève qui a pris les renseignements sur l'histoire antérieure n'a pas vu la fistule mastoïdienne et on ne sait depuis quand elle existe.

Depuis sa rougeole, l'enfant ne s'est jamais complètement rétabli ; il tousse toujours, a maigri, mange mal. De temps en

temps, il vomissait, allait difficilement à la garde-robe. Depuis
une huitaine de jours il a vomi à plusieurs reprises, se plaint
de la tête, est très abattu, la constipation a augmenté et finalement l'enfant est amené à l'hôpital le **26** *décembre* **1893** et est
admis. Le soir, T. 36°5.

Le **27**, T. m. 38°, soir 37. Le **28** *décembre*, enfant fort
amaigri, peu développé ; il est très grognon, couché sur le dos,
quand on ne l'examine pas, les yeux fermés, le ventre rétracté.
Il a la raie méningitique. Quand on le réveille, il est maussade,
crie, se laisse difficilement examiner. Depuis son entrée, il n'a

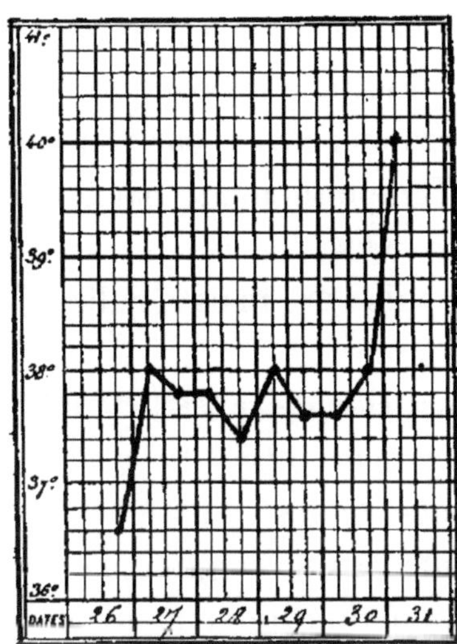

pas vomi ; il a été spontanément
à la garde-robe dans la journée
du 26 et dans la nuit du 27 au
28. Langue blanchâtre, un peu
étalée ; rien dans la gorge ;
ventre plat et résistant. On ne
peut sentir ni le foie, ni la rate.
Dans la poitrine, on trouve un
peu de submatité au sommet
gauche en arrière. L'enfant res-
pire très mal et l'auscultation
ne donne rien, si ce n'est à gauche quelques râles sous-crépi-
tants, peu nombreux, disséminés. Rien à l'auscultation du
cœur. Le pouls est presque régulier. C'est seulement tous les
20 à 25 battements qu'on trouve un léger temps d'arrêt entre
2 pulsations ; ces arrêts se répètent dans la force des pulsations
avec une certaine régularité. Aucun phénomène de paralysie
du côté des nerfs bulbaires. Trouvant à cette méningite des
allures un peu en désaccord avec celles de la méningite tuberculeuse ordinaire et constatant une otorrhée gauche abondante,
M. Péron, interne du service, regarda la région mastoïdienne,
y trouva une fistule, et me fit immédiatement descendre l'enfant. T. 37°8.

La fistule siège derrière le conduit, dans le sillon rétro-auriculaire. Le stylet arrive sur des séquestres et par la fistule et par le conduit. Suppuration abondante.

Immédiatement, je fis une incision en T. La mastoïde est spontanément trépanée en une vaste cavité qui contient, outre de la bouillie de séquestres, un séquestre volumineux de 1 centimètre cube environ. Après curettage de cette cavité, je constate que la trépanation spontanée va jusque dans la caisse, qui est également curettée. Cela fait, je vois que l'os est friable en haut et en arrière : après curettage de ce point, je vois en haut la dure-mère à nu sur une surface large comme une pièce de 50 centimes, en bas en arrière le sinus. La dure-mère bat bien et ne fait pas hernie. Fente longitudinale du conduit, dont les deux petits lambeaux sont suturés aux lèvres correspondantes de l'incision rétro-auriculaire. Tamponnement par le conduit jusque dans la caisse. Le soir, T. 37°4.

29 décembre. — Même état ; pouls 128, mais régulier. T. 38° et 37°6.

30. — Même état ; pansé le soir ; rien de spécial. T. 37°6 ; 38.

31. — Elévation brusque de température 40°, coma, pouls fréquent et irrégulier. En présence de ces symptômes, j'incise la dure-mère dans la surface mise à nu, et quoiqu'elle batte bien je fais dans le cerveau deux ponctions qui restent blanches. Mort à 2 heures de l'après-midi.

A l'autopsie : méningite suppurée, le long des vaisseaux, exactement limitée à la région temporale gauche et à la scissure de Sylvius de ce côté. Rien à la base, pas d'épanchement intra-ventriculaire, pas de tubercule visible à l'œil nu.

Tuberculose pulmonaire ancienne bilatérale, surtout marquée à gauche où l'on trouve une cavernule près du hile, développée probablement aux dépens d'un ganglion intra-pulmonaire. Les ganglions du hile sont caséeux des deux côtés. Rien dans le rein, la rate, le foie, le cœur.

Il nous paraît utile d'insister sur ces accidents car si on est bien averti de leur possibilité, on pourra guérir des malades qu'on laisserait mourir si l'on croyait, sans plus ample informé, à la réalité d'une méningite parvenue à un degré incurable. Faut-il expliquer ces symptômes de « méningisme » par une simple irritation réflexe, ou par un véritable début de méningite, par une congestion et un œdème des méninges autour d'un foyer infectieux ? Cette seconde hypothèse nous paraît la plus vraisemblable, dans l'état actuel de la science : mais quelle que soit l'interprétation, le point important est de bien connaître ces faits, où nous avons vu des vertiges, des vomissements, du coma même, céder à la trépanation de l'apophyse et de la caisse (1).

Ces complications ne sont pas les seules, et nous avons aussi à compter avec des phénomènes septiques graves, sans thrombose apparente du sinus latéral. Même dans les cas les plus graves, on ne désespérera pas du résultat final et l'observation suivante est bien faite pour encourager les tentatives opératoires.

OBSERVATION XLVII. — *Otite moyenne, abcès mastoïdien. — Opération de Stacke et trépanation. — Guérison.*

Charles M..., 11 ans. L'oreille gauche coule depuis l'enfance, mais par intermittences. Toutes les fois que M... a un co-

____

(1) A. BROCA, *Bull. de la Soc. anat.*, 1894, p. 581.

ryza ou une angine, les accidents reparaissent du côté de l'oreille.

29 *mai* **1893.** — Douleurs vives du côté de l'oreille avec état général mauvais, fièvre et frissons.

6 *juin.* — Rougeole avec coryza très marqué. Il paraît y avoir eu en même temps des polypes dans le conduit qui ont été touchés par un médecin au galvano-cautère. Quoiqu'il en soit, après la disparition de la rougeole, la fièvre persiste, irrégulière, avec des frissons et la courbe mise à notre disposition montre des exacerbations vespérales allant jusqu'au 41° pour être suivies de rémissions matinales avec apyrexie complète.

24. — Le malade nous est amené pour la première fois. Amaigri, le teint plombé, la peau visqueuse, toujours en moiteur, il présente l'aspect du malade faisant de la résorption purulente. Il a des frissons fréquents, il s'alimente peu et paraît souffrir de la tête, mais en ce moment d'une façon très modérée. Du côté de son oreille on voit que les parties molles présentent peu de changements ; la peau au niveau de l'apophyse mastoïde présente sa couleur et son épaisseur normales, la région mastoïdienne n'est pas tuméfiée, elle est douloureuse au toucher surtout à la pointe.

Par le conduit il sort une petite quantité de pus et quand on a fait une irrigation, on constate, avec peine à cause du rehaussement de la lumière du canal, qu'il n'y a plus de membrane et que le pus paraît venir de l'angle postéro-supérieur de la caisse. Ce lavage et ce nettoyage paraissent amender les symptômes, fièvre et frissons.

En présence du mauvais état général, et malgré que le résultat soit des plus incertains, on pratique la trépanation le 27 *juin.* La caisse étant ouverte par le procédé de Stacke, on trouve l'attique plein de granulations et parmi elles des vestiges de l'enclume ; on pénètre dans l'aditus dont on fait sauter la paroi externe et on trouve une petite cavité osseuse, pleine de pus caséeux, creusée au dépens de la voûte de l'*aditus ad antrum* qui aboutit à un cul-de-sac en bas et en arrière, mais remonte en haut au-dessus du plafond de l'antre. En ce point la dure-mère est mise à découvert.

En bas, l'antre est réduit à son minimum et il n'y a plus de cellules dans l'apophyse, laquelle est réduite à une masse éburnée sur laquelle se brise le ciseau.

Le soir, température 40°4.

Pendant les jours qui suivent les écarts entre la température du matin et celle du soir sont moins marqués, et il semble qu'il n'y ait plus les grandes oscillations septicémiques, mais il y a dans la journée ou la nuit des poussées fébriles atteignant 40°3 et 40°6 sans qu'aucun frisson bien marqué précède ces poussées.

A cause de la fièvre, le pansement est levé le troisième jour et on trouve une plaie blafarde, sans pus ni réaction inflammatoire et telle qu'on a coutume de la voir dans les états généraux graves. Nouveau pansement à la gaze iodoformée.

Du 1er au 4 *juillet* le même état se maintient, sans grande amélioration et le 4 le malade fait une nouvelle poussée. Le pansement est renouvelé le 3 juillet. Même état de la plaie.

A partir de ce jour, la température tombe entre 37° et 38° pour ne plus s'élever, l'état général s'améliore, l'appétit revient et notre malade renaît à la vie. Il semble que malgré l'opération, les accidents de méningite qui compliquaient l'abcès sous-dural aient continué, pour s'arrêter et tourner court lorsque au bout de plusieurs jours la source première de l'infection eût été tarie.

Depuis cette époque, le malade a toujours été en s'améliorant, la plaie postérieure et la cavité osseuse se sont comblées et il serait tout à fait hors de nos soins n'eut été la difficulté que nous avons eue d'empêcher le conduit rétréci de s'obs-truer.

Aujourd'hui il reste à peine quelques granulations dans la caisse et tout écoulement a disparu en *avril* 1894. Revu guéri en août.

Un autre fait mérite d'être pris en considération : il n'est pas rare que les sujets porteurs de fistules mastoïdiennes soient atteints de lésions tuberculeuses diverses, éteintes ou en activité. Est-il indiqué, chez ces malades, d'attaquer chirurgicalement la lésion apophysaire, sans s'inquiéter de l'infection tubercu-leuse ? Nous le pensons, car d'après nos observa-tions, assez nombreuses, nous croyons pouvoir af-firmer : 1° que l'on peut fort bien guérir l'oreille malade ; 2° que les opérés ne sont pas exposés aux accidents de tuberculose généralisée que redoutent certains auteurs. Nous ne donnerons ici qu'une seule observation, intéressante parce que le malade n'y est pas seulement tuberculeux, mais encore at-teint d'albuminurie post-scarlatineuse.

OBSERVATION XLVIII. — *Fistule mastoïdienne à droite.* — *Trépanation de l'apophyse.* — *Ultérieurement mal de Pott; abcès froid ossifluent du front.*

Lan... Frédéric, âgé de 11 ans, entre à l'hôpital Trousseau salle Denonvilliers, le 17 *octobre* 1893. A 3 frères et une sœur qui ont tous eu la scarlatine ; deux frères en sont morts, la sœur en est guérie ainsi que l'autre frère, mais celui-ci a gardé une otorrhée d'un mois.

Notre malade a eu aussi la scarlatine en juillet 1892. L'oreille droite a commencé à couler en août et a toujours coulé depuis cette époque, avec des alternatives de plus et de moins. Depuis deux mois, un abcès est venu derrière l'oreille, qui s'est spontanément ouvert. Adénites cervicales suppurées multiples anciennes dont il reste des cicatrices.

Actuellement. — Fistule derrière le sillon rétro-auriculaire, tout en haut, au centre de bourgeons flasques ayant l'étendue environ d'une pièce de 0 fr. 50 cent. Otorrhée assez abondante, pas très abondante cependant. Le stylet s'engage dans la fistule à peu près directement en avant et rencontre l'os dénudé.

Le 24 octobre, œdème des paupières et de la face. Le 26 un examen des urines révèle 2 grammes d'albumine. Régime lacté et naphtol. L'analyse quantitative de l'albumine a été faite quotidiennement ; on en verra le tableau à la fin de l'observation.

Opération le 27 octobre. — Incision dans le pli rétro-auriculaire passant en haut par la fistule. La poche ne s'étend ni vers la mastoïde ni vers le conduit, mais au-dessus du conduit sous le muscle temporal sur une étendue de 3 à 4 centimètres.

Temporal rongé, friable sous la curette, fongosités dans lesquelles est un séquestre gros comme une noisette. Il existe à la base de la mastoïde un petit orifice vasculaire plus gros que les autres, sans trace d'ostéite autour. Rien vers le conduit. Trépanation de la mastoïde au lieu d'élection. Curettage des cellules qui contiennent quelques fongosités. Excision de la fistule. Suture avec un drain sortant par l'angle inférieur.

Exeat en bonne voie le 13 *novembre* et revient se faire panser.

19 *novembre*. — L'opération va bien, le drain est retiré ; tout le reste de l'incision est entièrement réuni. On observe un commencement de mal de Pott dorsal moyen, dont la tante de l'enfant s'est aperçue depuis peu.

25. — Revu avec un abcès froid à la partie latérale droite

du frontal, ouvert le 26 et l'enfant est de nouveau admis à l'hôpital.

15 *décembre*. — L'oreille coule encore un peu. La plaie postérieure bourgeonne beaucoup mais paraît aller bien.

6 *janvier*. — Trajet très court rétro-auriculaire, pas de pus.

20. — Décollement d'un centimètre de la peau derrière l'oreille, tamponnement facile du conduit, pas de pus.

23. — Le petit décollement postérieur est incisé d'un coup de ciseaux.

30. — L'abcès froid frontal est guéri ; même état de l'apophyse. Pas de pus dans le conduit.

24 *février*. — Il persiste une fistule à l'angle supérieur du pli rétro-auriculaire. Le conduit ne suppure plus. L'abcès frontal est guéri. Mal de Pott stationnaire.

10 *arvil*. — Fistulette rétro-auriculaire ; pas d'otorrhée.

Dosage de l'albumine.

27 *octobre*.	— Albumine	0 gr. 00
30 —	—	—	. . . . . .	1 » 00
1 *novembre*. —	—	. . . . . .	0 » 50
2 —	—	—	. . . . . .	0 » 20
3 —	—	—	. . . . . .	0 » 20
4 —	—	—	. . . . . .	0 » 20
5 —	—	—	. . . . . .	0 » 20
6 —	—	—	. . . . . .	0 » 20
7 —	—	—	. . . . . .	0 » 20
8 —	—	—	. . . . . .	0 » 20
9 —	—	—	. . . . . .	0 » 20
10 —	—	—	. . . . . .	0 » 10
11 —	—	—	. . . . . .	0 » 10
12 —	—	—	. . . . . .	0 » 10
21 —	plus de traces d'albumine.

Notre conclusion sera donc qu'en cas de fistule mastoïdienne, il n'y a pas de contre-indication opératoire.

Chez quelques sujets, les lésions apophysaires chroniques sont bilatérales. Nous conseillons alors d'opérer en deux séances, car la trépanation complète de l'apophyse et de la caisse est toujours une opération assez laborieuse, assez longue, qui dure souvent une demi-heure et plus. On n'opèrera donc les deux côtés le même jour que si l'on constate des accidents urgents, comme ceux auxquels nous avons fait allusion il y a un instant. Nous n'avons fait exception à cette règle que chez une fillette de 22 mois, chez laquelle, après trépanation d'un côté nous avons constaté que sur l'autre apophyse existait une large fistule, au fond de laquelle on voyait un volumineux séquestre, mobile sous le stylet. D'un coup de curette le séquestre a été amené au dehors, et l'enfant a guéri sans autre intervention (Obs. LI).

S'il existe d'un côté un abcès, de l'autre une fistule avec infection auriculaire assoupie, c'est par l'abcès que l'on commencera (Obs. L).

OBSERVATION XLIX. — *Fistule mastoïdienne bilatérale avec nécrose des deux apophyses en totalité. — Trépanation de l'apophyse et de la caisse. — Guérison.*

Leroy Octave, âgé de 4 ans 1/2, entré le 4 *septembre* 1893 à l'hôpital Trousseau, salle Denonvilliers.

Mère paralysée à 40 ans, morte subitement à 42 ans ; père et 2 frères bien portants.

A eu la scarlatine il y a un an, à la suite de laquelle il y eut une tuméfaction des ganglions cervicaux ; peu de temps après, écoulement purulent par les oreilles.

Revenu à Paris le 18 *juillet*, a été consulter un médecin qui a enlevé un séquestre de l'apophyse mastoïde (pièce apportée). L'oreille de ce côté, n'aurait jamais coulé ; en tout cas, actuellement elle coule, peu il est vrai. Actuellement, otorrhée bilatérale, légère ; à droite fistule, au fond de laquelle on ne voit pas d'os ; à gauche, fistule large, au fond de laquelle on voit l'apophyse blanche et dénudée.

Opéré le 8 *septembre* de l'oreille gauche. Ablation d'un séquestre comprenant la mastoïde. Le canal de l'antre est plein de fongosités. Par le procédé habituel, on arrive dans la caisse d'où on extrait le marteau sans avoir vu l'enclume. Après le premier pansement, l'enfant sort le 14 *septembre*. Lorsqu'il est bien remis, il est ramené pour être opéré du côté droit où la fistule persiste toujours.

7 *octobre*. — L'oreille gauche va bien ; la cavité granule de partout. A droite, dépression au centre de laquelle est une fistule qui jette très peu, mais par laquelle on arrive sur un os dénudé ; par le conduit, le stylet arrive également sur l'os.

Le côté droit est opéré.

La mastoïde est en retrait sur le temporal. Derrière le conduit, il y a une cavité pleine de fongosités. La paroi du conduit est enlevée à la gouge sur le protecteur. Le canal de l'antre est très large. Extraction du marteau qui est sain et de l'enclume, dont les deux bouts sont rongés et qui est entourée de fongosités.

Décembre 1893. — L'enfant est en très bonne voie.

6 *janvier* 1894. — Oreille gauche. Un peu de pus du côté de la plaie qui est peu ouverte, bouchée par un bourgeon ; rien

du côté du conduit qui se laisse assez bien tamponner. Oreille droite. Pas de pus, légère fistule rétro-auriculaire, conduit bien tamponné.

En *février*, l'enfant a été guéri. Des deux côtés, la cicatrisation rétro-auriculaire est obtenue. Il persiste un peu d'otorrhée intermittente. Le rétrécissement du conduit est notable.

OBSERVATION L. — *Otite chronique suppurée bilatérale, avec abcès à droite et fistule à gauche. — Trépanation de l'apophyse et de la caisse des deux côtés. — Guérison (Abcès froid costal).*

Mich..., Ferdinand Ernest, âgé de 4 ans 1/2, est entré le 14 *avril* 1893 à l'hôpital Trousseau, salle Denonvilliers. Antécédents héréditaires : néant. Le père et la mère ont eu 7 enfants dont 4 sont morts : un des suites de la rougeole en décembre 1892, un mort né, un de méningite et un de diarrhée. Les derniers sont en nourrice.

L'enfant a eu la rougeole et la coqueluche en même temps en *décembre* 1892. Sa mère ne sait point si en ce moment ses oreilles ont coulé, mais peu de temps après sont apparues des grosseurs derrière l'oreille pour lesquelles un médecin fit le diagnostic d'oreillons. L'enfant avait beaucoup de fièvre et un délire continuel ; pendant 3 mois a été toutes les nuits debout. Dans le courant de février, mars, on lui a ouvert ses abcès ; récidive peu après, pour laquelle une nouvelle incision a été faite à St-Louis. Puis, le conseil ayant été donné de ne pas essayer de faire cesser ces abcès, les soins furent suspendus et l'enfant devint de plus en plus sourd. C'est alors que l'enfant est amené à Trousseau.

A droite, deux abcès l'un au-dessous de l'autre, rouges violets, douloureux ; écoulement léger par le conduit.

A gauche, fistule admettant juste le stylet qui conduit sur

un os rugueux et dénudé ; pas d'écoulement par le conduit.

Opéré à droite le 15 *avril*. Incision. Trépanation et curettage de la caisse largement ouverte. Tamponnement iodoformé.

Puis pansé comme de coutume.

L'examen bactériologique, fait par M. Halipré, interne des hôpitaux, donne les résultats suivants :

A la lamelle : négatifs. Le bouillon reste clair, mais l'examen y révèle des streptocoques.

Opéré à gauche le 24 *juin* de la fistule. Gros séquestre de la mastoïde et de l'écaille du temporal. Curettage de la caisse. Dure-mère dénudée en haut.

Pendant le traitement des opérations mastoïdiennes, l'infirmière remarque un jour par hasard une petite tumeur dans le dos, à droite. Le 25 *juillet* je constate en dedans du bord spinal de l'omoplate droite, au niveau de sa moitié inférieure, une tumeur un peu plus large qu'une pièce de 5 francs, circulaire, aplatie, à surface convexe et régulière, de consistance uniforme, molle, unilobulée, fluctuante, à peau souple et mobile. Diagnostic : abcès froid.

4 *août*. — Incision parallèle à la 4e côte sur la tumeur que je dissèque entièrement, elle est sous-musculaire, juste contre le gril costal, dans un tissu lâche, facile à disséquer, avec un prolongement qui remonte sous l'omoplate. En haut j'arrive, en disséquant, à ce pédicule. Cautérisation avec un tampon imbibé de chlorure de zinc à 1/10. Aucun point suspect conduisant sur l'os. Drain, suture. Pansement compressif à la gaze iodoformée.

L'enfant a guéri très rapidement, sans fistule, par première intention.

Les pansements de ses oreilles, faits régulièrement, n'ont présenté rien de particulier, les plaies allant très bien.

Le 15 *décembre* j'ai examiné de nouveau le petit malade et j'ai trouvé à droite la suppuration complètement tarie. L'orifice postérieur ne s'est pas comblé, si bien qu'un trou persiste, qui fait communiquer avec l'extérieur les cavités de la caisse et du conduit cutanisées. A gauche, rétrécissement du conduit ; la plaie postérieure paraît très bien aller.

16 *janvier*. — Pas de pus. Fistulette postérieure longue de deux centimètres environ ; conduit un peu rétréci. Attouchement à la teinture d'iode de la fistule postérieure. La guérison de l'oreille droite se maintient et le conduit reste bien large.

3 *février*. — La fistule postérieure du côté gauche s'est largement ouverte. Pas de pus dans le conduit. La guérison se maintient à droite. Etat général excellent. Guérison persistante de l'abcès costal.

12 *mai*. — Il sort à gauche un petit séquestre ; après quoi, la guérison a été rapidement obtenue.

3 *juillet*. — L'enfant quitte l'hôpital, entièrement guéri. Des deux côtés, la cavité cicatrisée s'ouvre largement derrière l'oreille.

3 *septembre*. — Etat local et général excellent.

OBSERVATION LI. — *Fistule mastoïdienne bilatérale.*

Vid... Marcelle, 22 mois (Hôpital Trousseau). Début à l'âge de 8 mois, à droite d'abord, puis à gauche. Deux mois après environ, abcès rétro-auriculaire bilatéral. En *mars* 1893, incision simple. Le 12 *mars* 1894, de chaque côté large fistule, au fond de laquelle on voit un os noir, nécrosé. Le 15 mars 1894, à gauche extraction d'un volumineux séquestre, trépanation de la caisse ; à droite, simple extraction d'un séquestre et curettage de la cavité. Guérison complète le 18 *septembre*.

2° INDICATIONS ANATOMIQUES. — Nous commencerons par montrer comment doit être conduite l'intervention dans les fistules simples, et nous nous demanderons, en terminant, quelles modifications doit subir l'opération s'il existe des complications intra-crâniennes.

En présence d'une fistule mastoïdienne simple, le chirurgien doit évidemment se comporter comme en présence de n'importe quelle fistule osseuse : c'est-à-dire extirper tout l'os malade et drainer largement, en la tamponnant, la cavité qui résulte de cette inter-vention.

Ce qui vient ici compliquer la question, c'est que nous ne nous attaquons pas à une fistule borgne ex-terne, comme toutes les autres fistules osseuses, mais à une fistule complète, allant du pharynx à la peau en passant par des cavités complexes — caisse et cellules mastoïdiennes — à parois plus ou moins cariées, nécrosées.

Par exception, toutefois, il peut se former une vé-ritable fistule borgne, comme conséquence de ces éburnations de l'apophyse dont nous avons parlé pré-cédemment ; et déjà nous avons dit, à ce propos, que l'un de nous a trouvé un abcès limité dans une cel-lule mastoïdienne parfaitement close chez un sujet dont il avait dû auparavant ouvrir l'antre et l'attique par la méthode de Stacke.

C'est là une rareté, puisque sur les nombreux ma-lades que nous avons observés et opérés, une seule fois une disposition de ce genre a été rencontrée (obs. XXXV). Mais c'est une preuve que dans ces vieilles apophyses, avec vieilles otorrhées, on ne peut pas toujours avoir déterminé exactement à l'avance ce que l'on fera, comment on opèrera, et surtout jusqu'où on ira. Quelques règles doivent cependant être connues, grâce auxquelles le chirurgien, bien instruit d'autre part des opérations typiques dont nous avons donné la description dans le chapitre précédent, pourra mener à bien la besogne qui lui incombe.

Cette besogne quelle est-elle ? Poursuivre jusqu'à leurs dernières limites les tissus infectés — fongosités et os — qui entretiennent la suppuration. La question se réduira donc à celle-ci, dans la majorité des cas : quel est le chemin le plus sûr pour pénétrer dans la caisse au travers de l'apophyse mastoïde ? L'objectif opératoire, répétons-le, doit être la caisse : c'est qu'une fistule de l'apophyse mastoïde n'est pas en général une simple fistule borgne externe et qu'elle communique dans la profondeur avec la caisse. Dans l'origine, la caisse a été le point de départ de la suppuration osseuse, c'est par elle que les agents infectieux sont entrés dans l'apophyse et, sauf quelques exceptions, la communication entre la caisse et l'apophyse existe ou a existé, quelqu'étroit que soit le pertuis et quelque anfractueuse que soit la fistule. Pour être sûr de tarir l'écoulement, il faut aller jusqu'à ses origines, en faisant au rebours le chemin qu'a fait le pus : cellules, antre, *aditus ad antrum*, caisse. Au début de notre pratique, nous n'étions pas aussi radicaux, et c'est ainsi que nous avons dû, dans le cas suivant, entreprendre plusieurs évidements successifs, faute d'avoir agi complètement dès la première fois.

OBSERVATION LII. — *Fistule mastoïdienne. — Trépanation incomplète. — Opérations successives. — Guérison très lente.*

Crup..16 ans, a été opérée il y a 8 ans, par l'incision de Wilde, d'un abcès mastoïdien consécutif à une otite moyenne suppurée. Depuis cette époque, écoulement fistuleux qui vient sourdre très haut au niveau du bord supérieur du conduit. La fistule se dirige en bas et en avant.

Trépanation. Apophyse éburnée au-dessous de la fistule, curettage de la cavité fistuleuse, mais nous avons le tort de ne pas aller jusque dans la caisse par l'orifice de l'aditus, et de ne pas faire sauter la paroi postérieure du conduit comme nous le faisons aujourd'hui.

Au bout d'un mois et demi, la plaie se ferme mais ne tarde pas à se rouvrir par une nouvelle fistule. Nouveau curettage. Cautérisation au chlorure de zinc, suivie d'un traitement et de pansements prolongés pendant plus de 6 mois, sans que l'on arrive à un meilleur résultat.

Troisième opération, on agrandit la cavité et on la met à ciel ouvert dans les limites possibles, et on découvre le sinus, mais on ne va pas suffisamment du côté de la caisse.

Grattage, cautérisations, pansements à plat, poursuivis pendant 4 ou 5 mois ; la cicatrisation se fait lentement et la fistule finit par se fermer.

Février 1895, la guérison s'est maintenue depuis deux ans et demi, mais il reste un écoulement par la caisse, venant de l'attique et probablement de l'*aditus ad antrum*.

Tout d'abord, l'incision cutanée : la règle formelle est de la tracer typiquement, en son lieu d'élection, à deux millimètres en arrière du sillon rétro-auriculaire, sans se préoccuper du siège de la fistule. Sur cette incision, qui ira de la pointe de l'apophyse à la région temporale en se recourbant au-dessus du pavillon, on fera tomber, pour faciliter la mise à nu du squelette, une incision horizontale antéro-postérieure : et pour celle-là on passera de préférence par la fistule. Il est utile de fendre ainsi l'orifice pathologique, car il est indiqué de curetter les fongosités, d'exciser les tissus scléreux qui l'entourent.

Après l'incision de la peau, on dénudera avec grand soin, à la rugine, le squelette sous-jacent, qu'on aura d'abord exploré attentivement de l'ongle et du stylet. Cela fait, on se trouvera en présence de plusieurs dispositions qui commanderont diverses manœuvres, plus ou moins complexes selon que l'apophyse sera seulement dénudée ou perforée, qu'elle sera éburnée ou cariée, que la perforation sera étroite ou large, qu'il y aura ou non des séquestres.

Au milieu de ces différences, une règle générale peut toutefois être formulée : il faut évider l'apophyse en surveillant toujours les points de repère qui indiquent les organes à ménager et en se portant toujours vers l'antre.

Une autre question se pose enfin : comment se comporter vis-à-vis de la caisse ?

Pour faire comprendre la conduite à suivre, nous commencerons par opposer l'un à l'autre les deux cas extrêmes : celui où la besogne du chirurgien est à peu près tout entière faite par la nature ; celui où, au contraire, l'apophyse présente seulement une dénudation limitée. Entre les deux se présente le cas de la fistule osseuse plus ou moins large.

Soit d'abord le cas le plus simple, celui où le rocher est en grande partie détruit par l'ostéite. Sous la peau, on pénètre alors dans une large perforation, qu'on rend plus large en quelques instants en enlevant à la curette le rebord friable qui l'entoure ; et l'on entre ainsi dans une vaste cavité qui contient des séquestres, des fongosités, du pus caséeux. En quelques coups de curette, ce contenu est évacué, on poursuit de proche en proche les fongosités, et l'on arrive enfin, sans avoir pris le burin, jusque dans la caisse, la paroi postéro-supérieure du conduit se trouvant spontanément détruite, rongée ou séquestrée. Cela fait, dans la cavité que l'on a sous les yeux et que l'on tamponne pendant quelques minutes pour y arrêter le suintement sanguin, on vérifie avec le stylet la consistance des parois osseuses, on entame à la curette les pointes rouges et friables, jusqu'à ce que partout le tissu soit dur, mais en agissant avec lenteur, douceur et prudence, millimètre par millimètre, quand on approche de la voûte de l'aditus (1)

(1) Dans une observation de MARTIN (*Soc. médico-prat. de Paris,*

— c'est-à-dire de la dure-mère — du facial et surtout du sinus. Assez souvent sinus et dure-mère se trouveront à nu, mais ils n'auront pas été perforés. On termine en fendant le conduit et en tamponnant la cavité comme il a déjà été dit page 146.

Qu'a fait la nature dans le cas que nous venons de schématiser? Elle a transformé en une cavité unique la caisse, l'aditus, l'apophyse. C'est précisément ce que nous devons faire artificiellement dans le cas que nous allons envisager maintenant et où, l'apophyse étant dure et simplement dénudée, il existe en même temps des lésions osseuses de la caisse ou de son contenu. Alors est indiquée l'opération typique qui consiste à partir de l'apophyse pour entrer dans la caisse et la curetter.

Le procédé typique étant celui qui est décrit p.131 et 143, il nous reste à montrer comment on doit le modifier selon les divers cas particuliers. Pour mener à bien cette intervention, la première règle consiste à ne pas tenir compte outre mesure du siège de la dénudation de l'apophyse ou de la petite perforation que l'on trouve. Bien évidemment, si sous la peau, après rugination de l'os, on rencontre un point peu ou pas perforé, mais carié, friable, on sera en droit de l'attaquer à la curette, pourvu qu'en arrière on se méfie du

27 avril 1885) lorsque la curette, évidant une apophyse cariée, atteignait la paroi supérieure de l'excavation, les extenseurs des doigts du côté opposé se contractaient.

sinus. Mais la plupart du temps cette conduite n'est pas la bonne : il faut ouvrir l'apophyse au lieu d'élection, avec le burin et le maillet, en trouver et en curetter les cellules et à partir de là chercher le canal de l'antre pour l'ouvrir en tranchée et arriver dans la caisse.

Il en est de même dans certains cas de fistule mais non dans tous.

La corticale peut s'être en effet ouverte de dedans en dehors en un point quelconque de la mastoïde, quelquefois au lieu d'élection de la trépanation, quelquefois au niveau des cellules, quelquefois en un point éloigné de l'origine du pus et en rapport avec lui par une chemin intra-osseux plus ou moins étroit.

La position de l'orifice, la direction du trajet donneront une première notion sur ces faits, mais on ne saurait prendre trop de précautions pour sonder au stylet le trajet d'une fistule : on ne sait pas en effet où elle va aboutir ; on ne sait pas quelle épaisseur d'os sépare la cavité des organes si importants qui l'avoisinent (sinus, cerveau, facial, oreille interne) ; un sondage trop précipité ou trop brutal est capable d'effondrer la lamelle osseuse protectrice d'autant plus facilement que celle-ci, cariée et molle, peut ne pas résister à la moindre pression. Une hémorrhagie, une perforation du crâne, une paralysie faciale, en sont parfois le résultat.

Cela dit, deux cas peuvent se présenter : ou bien le

chirurgien peut se servir de la fistule pour arriver jusqu'à l'antre, ou bien il croira ne pas devoir l'utiliser et il voudra pénétrer dans l'antre et la caisse en trépanant au lieu d'élection.

Il est impossible de donner pour le premier cas une technique opératoire générale : en effet, si le chirurgien entre dans l'apophyse par le trajet fistuleux, la marche de l'opération pourra et devra être modifiée pendant l'opération même selon la longueur et la direction du trajet, aussi bien que selon la forme et les dimensions de la cavité à laquelle ce trajet aboutit. Quoi qu'il en soit, toutes ces recherches devront être faites avec soin et avec prudence, elles devront converger à faire communiquer la fistule avec l'antre. Il faudra avoir soin de ne faire sauter aucune paroi osseuse sans s'être préalablement assuré, en passant au-dessous d'elle un instrument protecteur quelconque (stylet coudé, sonde cannelée, protecteur de Stacke), qu'aucun organe essentiel n'est contenu dans son épaisseur.

Mais si le trajet de la fistule est difficile à définir, on fera toujours prudemment en trépanant l'antre au lieu d'élection, quitte à rejoindre avec le ciseau le trajet fistuleux à la cavité nouvellement creusée.

La recherche des cellules mastoïdiennes est d'ordinaire facile, et en particulier elle est très facile lorsque l'aphophyse est creusée d'une cavité contenant de petits séquestres (obs. XXXIII, par exemple). Mais ici intervient, pour nous créer des difficultés, la sclérose de l'apophyse. Déjà nous avons fait allusion à un malade chez lequel l'un de nous dut en deux actes distincts ouvrir une cellule mastoïdienne close de toutes parts puis la caisse avec l'antre; et souvent, dans ces mastoïdes éburnées, à corticale épaisse, il faut de la conviction pour trouver à coups de maillet le reste des cellules mastoïdiennes.

Parfois même on sera forcé d'y renoncer, aucune cavité, aucun point dépressible n'existant dans l'apophyse et nous rappellerons le malade chez lequel l'un de nous, comptant trépaner l'apophyse pour une fistule rétro-auriculaire, dut modifier son plan opératoire et s'en tenir à une opération de Stacke, en laissant intacte l'apophyse éburnée et atrophiée (obs. I). Mais ces cas sont rares et presque toujours on trouvera une cavité persistante, si l'on obéit à certaines règles de conduite (1).

Le but principal doit toujours être la recherche de l'antre.

Nous avons dit dans le chapitre précédent, en décrivant le manuel opératoire de la trépanation dans la mastoïdite aiguë (voy. p. 136), en quel point il fallait chercher l'antre : c'est dans un espace quadrilatère

---

(1) Huntington Richards insiste sur la gravité de ces cas. Mais chez son malade il a opéré aveuglément, au foret. Or on ne vient à bout de ces opérations qu'à l'aide de la gouge et du maillet (*Transact. of the Am. Otol. Soc.*, New Bedford, 1890, t. IV, p. 527).

limité en haut par la *spina supra meatum* et la *linea temporalis*, en avant par la paroi du conduit, la limite inférieure étant variable et d'ailleurs de peu d'importance, la limite postérieure étant variable aussi, mais, à l'inverse de la précédente, d'une grande importance, puisque sa transgression expose à la blessure du sinus. Nous avons dit qu'on s'exposait à cet accident lorsqu'on s'éloignait de plus de un centimètre et demi de la paroi postérieure du conduit. Dans ce champ, la corticale étant enlevée, on met l'antre à nu.

Mais dans les cas spéciaux qui nous occupent, il s'en faut qu'on tombe toujours aussi facilement dans une cavité. En effet, l'os que l'on trépane est un os malade depuis longtemps, ayant subi des poussées inflammatoires successives qui ont changé sa contexture, ont éburné sa substance et fait disparaître ou grandement diminué ses cavités.

Il n'y a plus de grandes cellules, la cavité de l'antre est repoussée très haut, raccourcie, quelquefois réduite à un cul-de-sac de l'aditus ; et à leur place une apophyse éburnée, dans laquelle le ciseau a autant de peine à se frayer une voie que dans une bille de billard. Il est à remarquer, que dans ces cas l'apophyse, comme rétractée, est moins volumineuse que celle du côté sain, et on la voit en retrait sur la saillie de l'écaille.

Si, dans ces conditions on veut trouver l'antre, il

faut remonter plus haut, au-dessus de la *spina supra meatum* qui d'ordinaire se trouve située au niveau du plancher de l'antre, et entamer avec précaution la ligne temporale. A chaque instant, pendant l'opération, on introduira dans la profondeur et dans la direction supposée de l'*aditus ad antrum*, en avant et en haut, un stylet coudé destiné à pénétrer dans cet aditus et à indiquer la voie qu'il faut suivre. L'opération sera longue, laborieuse et devra être conduite avec un grand souci des rapports anatomiques de la région, si l'on veut à la fin pénétrer dans l'aditus.

Une autre variété est celle où l'apophyse n'est ni trépanée spontanément, ni éburnée, mais est ramollie par la carie : dans ces cas, intermédiaires aux deux précédents, on ne l'attaque pas au burin mais on l'évide à la curette, puis on prend le maillet pour faire sauter la paroi postéro-supérieure du conduit, si l'examen clinique ou les constatations faites en opérant démontrent qu'il est utile d'aller nettoyer la caisse.

Cette ouverture et ce curettage de la caisse ne sont pas toujours indispensables : par exemple dans notre observation LIII une apophyse cariée et fistuleuse depuis longtemps fut évidée sans toucher à la caisse et la guérison, obtenue en moins de trois mois, ne s'est pas démentie depuis un an.

OBSERVATION LIII. — *Fistule mastoïdienne. — Évidement de l'apophyse cariée. — Guérison.*

Duq..., Antoinette, 7 ans 1/2, entrée le 8 *décembre* 1892 à l'hôpital Trousseau, salle Giraldès.

Le père et la mère se portent bien, ils ont eu 5 enfants dont un est mort à 13 mois de broncho-pneumonie ; les autres enfants se portent bien.

Née à terme, l'enfant a eu la rougeole à 5 ans et la coqueluche à 6 ans. A 5 ans 1/2, à la suite d'une exposition à un violent courant d'air (?) elle a été prise de douleurs d'oreille intenses. Presque en même temps apparaissait derrière l'oreille une petite tumeur douloureuse, rouge. Pas d'otorrhée. Simple incision sur la mastoïde. Cataplasme. L'abcès guérit en laissant une fistule.

L'enfant est admise à l'hôpital le 8 décembre et le 10 *décembre* elle est opérée. Après incision rétro-auriculaire on arrive sur la mastoïde, friable dans toute son étendue, qui est évidée à la curette. Cela fait, il reste une large plaie au fond de laquelle, en arrière, le sinus est mis à nu. Pas d'ouverture de la caisse, le canal de l'antre paraissant sain. La plaie est touchée au chlorure de zinc et est tamponnée à la gaze iodoformée.

L'enfant a quitté l'hôpital le 18 *décembre*, le lendemain du premier pansement ; réaction générale nulle, état local excellent. Elle est revenue ensuite se faire panser tous les 4 à 5 jours, et elle était entièrement guérie à la fin de février 1893.

J'ai revu la mère le 15 *janvier* 1894. L'enfant est à la campagne et dès lors n'a pu être examinée. Son état général est excellent et la cicatrice mastoïdienne reste parfaite.

Pour juger de la conduite à tenir vis-à-vis de la

caisse, des renseignements importants sont fournis à l'avance par l'otoscopie attentive, par l'examen de l'audition. On aura bien constaté si l'audition est ou non conservée, et dans quelles limites elle l'est ; on aura recherché avec grand soin, si la membrane est perforée, les signes qui permettent de reconnaître une suppuration de l'attique. Quelquefois même on aura trouvé la membrane cicatrisée ou presque cicatrisée.

Ainsi chez le malade de notre observation LIV, quoiqu'il y eût une mastoïdite chronique avec abcès subaigu, l'otorrhée avait cessé depuis longtemps, la membrane était intacte, l'audition était normale. Aussi, en opérant, avons-nous seulement évidé l'apophyse et le canal de l'antre sans pénétrer dans la caisse. L'événement, d'ailleurs, nous a vite donné tort, car bientôt est survenue une récidive pour laquelle nous avons dû faire opération complète.

Une constatation anatomique, il est vrai, nous aurait fait pousser jusqu'au bout dès la première fois si l'examen clinique ne nous avait permis de croire, avec une quasi-certitude, à l'intégrité de la caisse. Le canal de l'antre, en effet, était très large, plein de fongosités, entouré d'un os friable (comme toute l'apophyse du reste), où la curette entrait comme dans du beurre. Or la règle, en pareille occurrence, est d'ouvrir largement le canal de l'antre.

OBSERVATION LIV. — *Abcès mastoïdien avec otite chronique.
— Guérison. — Récidive. — Trépanation de l'apophyse et
de la caisse.*

Del... Auguste, 7 ans, est entré le 25 *octobre* 1893 à l'hôpital
Trousseau. Il n'a jamais eu ni rougeole, ni scarlatine, mais à l'âge
de 15 mois son oreille gauche a coulé et il est survenu un gonflement rétro-auriculaire qui a été incisé : cette incision, dont
on voit la cicatrice, était fermée au bout de 15 jours. La mère
dit qu'il n'en est sorti que du sang, mais que l'otorrhée était
abondante. Depuis cette époque, tous les ans au mois de septembre, l'oreille aurait coulé pendant 2 ou 3 jours.

Depuis deux mois sont survenues des douleurs très vives
dans les oreilles, qui durent pendant des journées entières avec
quelques courtes rémissions. Elles arrachent des cris au malade.

Actuellement, à un bon travers de doigt du pli rétro-auriculaire, au niveau de la partie inférieure et postérieure de la
mastoïde gauche, il existe une cicatrice blanche et souple, sous
laquelle est une tuméfaction grosse comme une demi-noix. En
ce point, il y a une douleur exquise à la pression, en sorte
que je n'ai pu rechercher la fluctuation.

L'enfant est en attitude légère de torticolis sterno-mastoïdien gauche. Il n'y a ni rougeur, ni œdème, ni empâtement
des plans superficiels. Le pavillon de l'oreille n'est pas repoussé
en avant, le pli rétro-auriculaire n'est pas effacé. Aucune otorrhée actuelle. Malgré le siège très inférieur et très postérieur
de l'abcès, je ne diagnostiquai pas un adéno-phlegmon, parce
que la sensibilité locale était trop vive pour une adénite en
somme modérément aiguë, étant donnée l'absence de toutes
modifications de la peau et du plan sous-cutané. Membrane
normale. Audition parfaite.

27 *octobre*. — L'enfant étant endormi, je constatai que la

tuméfaction était fluctuante. Je fis une incision verticale, longue de 4 centimètres ; sur son point culminant et sous les insertions supérieures du sterno-mastoïdien, que je dus traverser, je trouvais un abcès rempli d'un pus épais. Dans l'extrémité antérieure de la poche, l'ongle sentit une petite surface dénudée, et là le stylet s'engagea plus en avant dans un petit décollement de 1/2 centimètre environ, où il frottait sur l'os. Je débridai en croix, je ruginai la mastoïde, et le point dénudé apparut alors large comme une lentille, légèrement enfoncé, noirâtre, dépressible par le stylet. Ce point, situé à 1 cm. 1/2 en arrière de la moitié inférieure du conduit, fut évidé à la curette, et sous lui, j'entrai dans les cellules mastoïdiennes, pleines de pus et de fongosités ; au-dessus de lui, dans l'écaille, un pertuis conduisait dans une cavité d'ostéite fongueuse grosse comme un pois, située au-dessus du conduit. Après évidement de cette cavité, l'entrée de l'aditus fut élargie au burin et fut curettée, mais la paroi postérieure du conduit fut conservée et la caisse, qui paraissait saine, ne fut pas curettée. Après tamponnement à la gaze iodoformée allant jusqu'au fond de l'antre, la plaie fut rétrécie par deux points de suture à chaque angle.

La température atteignit 37°7 le soir, tout le reste du temps, elle ne dépassa pas 37°5. Le premier pansement fut fait au 4e jour et renouvelé tous les 4 jours.

10 *décembre.* — L'enfant quitta le service entièrement guéri.

8 *janvier* 1894. — L'enfant entre de nouveau à l'hôpital, après ouverture spontanée, l'avant-veille, d'un abcès mastoïdien de la grosseur d'un œuf de poule, par lequel il s'est écoulé beaucoup de pus. Cet abcès avait commencé il y a environ 15 jours. Pansement humide. Le lendemain, le pus avait entièrement disparu. Il existait à la partie inférieure (1/3 inférieur environ) du pli rétro-auriculaire une fistule à large orifice cutané, ovalaire, d'un centimètre de grand diamètre ; la fistule,

profonde environ de 2 centimètres, conduit sur l'os qui paraît sain.

19. — *Opération*. — Incision sur la mastoïde en contournant la fistule un peu en arrière du conduit. On arrive dans une cavité remplie d'un tissu lardacé et fongueux. Cavité osseuse dont la paroi est partout résistante. On ne trouve pas le sinus à nu. Le canal de l'antre est très large et contient des fongosités ; autour de lui l'os est solide. Décollement du conduit cutané ; il vient du pus situé entre lui et le conduit osseux. Entrée dans la caisse avec le protecteur. Curettage et sortie de l'enclume qui paraît saine : le marteau n'a pas été vu.

La cicatrisation a été fort lente. Le *4 septembre* 1894, l'enfant a quitté l'hôpital en apparence guéri, mais le 29 *octobre* il a été ramené parce qu'il souffrait depuis quelques jours. Au fond du conduit rétréci il y avait quelques gouttes de pus. Il convient d'ajouter que l'enfant était dans un état de saleté rare. En *janvier* 1895, il persiste encore un peu d'otorrhée, traitée par le tamponnement du conduit et les instillations de glycérine phéniquée.

On peut conclure que, dans les fistules mastoïdiennes — ou, d'une manière plus générale, dans les mastoïdites chroniques suppurées, — on devra, dans la grande majorité des cas, pénétrer dans la caisse largement ouverte, et l'on ne dérogera à cette loi que si au cours de l'opération on constate avec netteté que l'aditus est sain (1).

---

(1) Ce procédé, où l'on marche pas à pas, en suivant à rebours le chemin suivi par le pus, nous semble très supérieur à celui qu'a imaginé M. Chaput (*Revue intern. de Rhinol.*, 1893, p. 49), où l'on fait une résection large, rectangulaire, de tout le rocher. Sur

Pour terminer ce chapitre, il nous reste à signaler le cas, très particulier et très exceptionnel, où la fistule, portant sur les cellules limitrophes, s'ouvre dans le conduit. Il faut alors, exactement comme dans le cas précédent, faire l'opération typique et complète, par la voie rétro-auriculaire (obs. XXXII, CXIX).

§ 3. — **Complications intra-crâniennes.**

Dans les pages qui précèdent, nous nous en sommes volontairement tenus à une simple mention pour tout ce qui est relatif aux complications intra-crâniennes des otites. Déjà pourtant, en étudiant les indications thérapeutiques en cas de fistule, nous avons dû nous y appesantir un peu, car dans ces conditions elles sont assez fréquentes pour que le clinicien ait à en tenir compte. Or, nous avons conclu qu'elles n'étaient pas une contre-indication opératoire, bien au contraire, qu'elles étaient une indication à intervenir d'urgence. C'est dire que le chirurgien doit savoir comment se comporter en semblable occurrence. Nous allons donc résumer en quelques propositions aphoristiques la conduite que nous conseillons. Le

trois cas, M. Chaput a causé trois fois une paralysie faciale : or dans nos 68 cas chroniques nous n'avons produit que 5 fois cette paralysie, qui même deux fois a été temporaire (obs. LXII, CXII). Il est à noter que dans deux de ces cas (obs. XXXI et CXXI) il s'agissait de lésions très avancées, avec os carié qui fut attaqué presque exclusivement à la curette.

développement du sujet exigerait un mémoire spécial (1).

La *méningite* confirmée, suppurée, restant jusqu'à nouvel ordre au-dessus des ressources de l'art, il ne pourrait être question de modifier pour elle le procédé opératoire.

La *thrombose des sinus* (2), longtemps considérée comme fatalement mortelle, a été depuis quelques années traitée chirurgicalement avec succès. Le procédé opératoire consiste à lier la jugulaire interne au cou, au-dessous du caillot, à l'ouvrir sur le caillot, puis à trépaner la mastoïde, à dénuder et à ouvrir le sinus, à évacuer le caillot infectieux et à désinfecter le segment veineux intermédiaire aux deux plaies. Il va sans dire, d'autre part, que l'on nettoie l'apophyse et la caisse d'une façon complète. Donc, la technique opératoire est identique à celle que nous avons indiquée pour les fistules non compliquées; on pousse seulement l'intervention plus loin, en allant de propos délibéré sur le sinus. Quant à la ligature de la jugulaire au cou, son manuel opératoire n'a pas à nous occuper ici.

Reste la question des *abcès cérébraux*. Ces abcès, dont le diagnostic est souvent obscur, en sorte que

---

(1) A. Broca, *Bull. de la Soc. anat.*, 1894, p. 561.

(2) Les chirurgiens qui ont le plus étudié cette question sont: A. Lane, Ballance et Shattock, Salzer. — Pour les détails voyez A. Broca et O. Maubrac, *loc. cit.*

facilement on laisse fuir l'indication opératoire — et nous nous accusons avec certitude de cette faute de notre observation LVI et probablement, malgré le manque d'autopsie dans nos observations LV et LXVI — occupent presque toujours le lobe temporal chez l'enfant ; chez l'adulte il en est de même dans la majorité des cas, mais assez souvent le cervelet est atteint. La plupart des chirurgiens conseillent de les ouvrir par une trépanation de la boîte du crâne au-dessus et plus ou moins en avant de l'apophyse s'ils sont cérébraux, au-dessous et en arrière s'ils sont cérébelleux. Avec Wheeler, Picqué et Février, A. Broca et O. Maubrac, nous affirmons que, sauf indication spéciale fournie par des signes de localisation insolites, il faut ouvrir l'apophyse et la caisse, faire sauter le plafond de l'aditus et par là, après avoir créé une brèche assez large, explorer la face inférieure du lobe sphénoïdal. Les arguments à faire valoir sont les suivants :

1° Le diagnostic entre les trois ordres de complications cérébrales reste souvent indécis : ainsi dans notre observation XLV où une méningite sans trace d'abcès a causé une hémiplégie brusque. L'opération doit donc être exploratrice, et la voie mastoïdienne convient seule pour bien vérifier l'état du sinus.

2° Quoiqu'on en ait dit, les abcès cérébraux ne se produisent que rarement « à distance » ; presque toujours ils sont en contact direct, quelquefois en communication fistuleuse, avec un point enflammé et dénudé de la voûte de la caisse ou de l'aditus. C'est là le chemin le plus court pour les trouver, et en outre c'est le point le plus déclive pour les draîner.

3° Souvent entre l'ostéite et l'abcès cérébral oucérébelleux l'intermédiaire est une poche purulente qui décolle la dure-mère (abcès sous-dural) et qui ne peut être ouverte que par la voie mastoïdienne ;

4° Cet abcès sous-dural peut à lui seul causer des symptômes identiques à ceux de l'abcès cérébral, dont le diagnostic avec l'abcès cérébelleux, d'autre part, est d'ordinaire à peu près impossible. Or la voie mastoïdienne seule nous permet les explorations nécessaires pour nous porter sans danger, par une seule opération, à la recherche des foyers morbides possibles, en nous laissant guider de proche en proche par des désordres osseux constatés.

5° A supposer, enfin, que la trépanation temporale isolée soit aussi bonne — ce que nous ne pensons pas — que le draînage mastoïdien pour l'abcès cérébral envisagé en soi, elle n'en devrait pas moins être repoussée puisque la règle formelle doit être de toujours commencer par assurer la désinfection parfaite de l'apophyse et de la caisse. Nous avons dit, en effet, que souvent cela suffit à enrayer des accidents encéphaliques à allures cependant graves.

Il faut donc poser en principe que toujours la voie mastoïdienne est ouverte lorsqu'on va — immédiatement ou secondairement — explorer le cerveau : comme elle est pour le drainage *meilleure* que les autres procédés proposés, il est mauvais de ne pas la faire servir à deux fins.

De ces quelques propositions sommaires résultent les conclusions suivantes :

1° L'opération mastoïdienne est la même, qu'il y ait ou non des accidents encéphaliques.

2° Sauf symptômes spéciaux ayant permis le diagnostic clinique d'un abcès cérébral ou d'une thrombose, ou sauf constatations locales faites dans l'os à mesure qu'on opère, la règle doit être de s'en tenir d'abord à l'opération complète de la fistule. Si au bout de 24 à 48 heures les accidents n'ont pas cédé, on fera sauter le plafond de l'aditus et l'on explorera la dure-mère et le cerveau (recherche des battements, ponction exploratrice).

Notre dernière conclusion est en contradiction avec la conduite qui a été récemment préconisée par MM. Picqué et Février (1) : hantés par la crainte de méconnaître un abcès sous-dural ou intra-cérébral, ces auteurs recommandent d'ouvrir la mastoïde « et de combiner cette ouverture avec celle du crâne par le procédé de Wheeler » « dans les cas fréquents où une otite moyenne suppurée s'accompagnera de phénomènes douloureux et fébriles, avec ou sans

(1) Picqué et Février, *Ann. des mal. de l'or. et du lar.*, 1892, p. 883.

mastoïdite ». Or toutes les mastoïdites aiguës en sont là, et bon nombre de chroniques également. Pour les aiguës, notre pratique nous permet d'affirmer qu'il ne faut pas explorer ainsi de parti pris le cerveau : tous nos opérés de mastoïdite simple ont guéri, et nous n'avons vu succomber que quatre malades atteints d'ostéites diffuses du rocher, sans qu'à l'autopsie nous ayons trouvé une lésion des centres nerveux. Quant aux mastoïdites chroniques, trois fois seulement sur 68 cas nous avons méconnu primitivement un abcès cérébral dont l'incision n'a pas été faite ensuite, ce qui est une faute, en sorte que les malades ont succombé. Une de ces observations sera résumée plus loin (obs. LVI). Nous donnons *in extenso* les deux autres : on y verra que la faute en revient une fois à chacun de nous, mais que pour le troisième malade la temporisation fâcheuse ne nous est pas imputable.

Nous devons ajouter que dans une communication toute récente à la Société de chirurgie, M. Picqué a bien voulu faire à l'un de nous (1) une « légère concession » et adopter la conclusion que nous venons de défendre : et nous avons été heureux de constater que MM. P. Berger, G. Marchant, Lucas-Championnière se sont empressés de l'en féliciter.

(1) A. BROCA, *Bull. de la Soc. Anat.*, 1894, p. 571 et *Congr. franç. de chir.*, 1894 (Voyez *Ann. des mal. de l'or. et du larynx*, 1895, t. XXI, p. 11 et 14).

Observation LV. — *Otite chronique avec mastoïdite.* — *Trépanation de l'apophyse.* — *Mort par abcès cérébral.*

Fau..., M. 48 ans a été atteint au mois d'*août* 1894 d'un écoulement purulent abondant de l'oreille droite, arrêté presque instantanément par une insufflation d'acide borique pulvérisé. Depuis ce temps, l'audition est devenue mauvaise, F... ressent de légers bourdonnements et de vives douleurs au niveau de l'union du pariétal et du frontal droits, douleurs s'exacerbant la nuit, l'empêchant de dormir.

Il vient me voir vers le 20 *novembre*. Pas de fièvre. La membrane droite est rougeâtre, paraît épaisse et comme infiltrée : on voit sur la membrane de Shrapnell une petite éminence cupuliforme du volume d'un grain de mil avec un petit trou au milieu. La douche d'air améliore légèrement l'audition mais ne donne pas les signes d'un épanchement dans la caisse : il n'y a d'ailleurs pas de pus dans le conduit. Incision de la membrane de Shrapnell. La douche d'air consécutive ne produit pas de bruit de perforation ; il ne sort rien par l'orifice.

Vers le 2 *décembre*, les douleurs persistent, peut-être un peu moins fortes, mais, à la suite d'une promenade en voiture pendant laquelle F... perçoit très nettement une impression de froid dans l'oreille droite, les douleurs se réveillent, l'insomnie reparaît. F... revient me voir deux jours après avec un gonflement douloureux à la pointe de l'apophyse, la base n'en est pas douloureuse. La membrane est plus rouge. Paracentèse, douche d'air : pas de pus ; mais, le lendemain, il y a sur la perforation une petite masse blanchâtre qui paraît être du pus concret. Les phénomènes ont augmenté, le gonflement s'étend le long de la gaîne du sterno-mastoïdien, avec léger œdème, l'examen otoscospique révèle la chute de la paroi postéro-supérieure du conduit.

Le 11 *décembre*. — Incision. Pas d'abcès. Décorticage. A la pointe de l'apophyse et un peu en avant on trouve un point dénudé qui conduit dans les cellules. Trépanation au niveau des cellules, descendant vers la pointe qui est enlevée : on remonte de bas en haut jusqu'à l'antre qu'on ouvre largement et qu'on trouve rempli de bourgeons charnus. Curettage, tamponnement serré.

Pansement six jours après. Pas de fièvre ; plaie aseptique.

Pendant les huit jours qui suivent pas de fièvre ; la douleur est un peu diminuée mais ne cesse jamais complètement : le malade ne reprend pas ses forces, ne se remonte pas comme on a coutume de le voir après une trépanation utile : la plaie est d'ailleurs en très bon état et, par l'autre, communique largement avec la caisse. Nous pensons à une complication profonde, mais aucun signe particulier ne donne d'indication suffisante pour intervenir.

Le 30. — Le malade a un léger vertige pendant le pansement, la température s'élève à 38° ; légère exacerbation des douleurs. Pouls normal : pas de point douloureux sur la surface du crâne à la percussion ; plaie en très bon état.

Quatre jours après, vomissements, vertiges violents ; la température s'élève à 40°, mais le pouls reste lent (80). Nous concluons dès ce moment à un abcès encéphalique et nous demandons l'avis de deux de nos confrères : ceux-ci confirment notre opinion ; nous sommes d'avis de trépaner séance tenante, mais le cas ne leur paraît pas si alarmant qu'ils ne puissent renvoyer l'opération au surlendemain. Le soir même le malade tombe dans le coma et meurt le lendemain.

Observation LVI. — *Mastoïdite chronique avec abcès céré-bral ancien. — Trépanation de l'apophyse et de la caisse. — Mort.* (A. Broca, *Bull. de la Soc. anat.*, p. 561).

Chev..., René, 13 ans 1/2. Il y a 3 ans, otorrhée, abcès mastoïdien spontanément ouvert, puis refermé en quelques jours ; il y a 2 ans 1/2, puis il y a 2 ans, poussées semblables ; puis deux ans de calme, mais otorrhée persistante. Il y a 15 jours, nouvel abcès mastoïdien. Le 14 *janvier* 1894, trépanation de l'apophyse et de la caisse. Mort le 31 *janvier*. A l'*autopsie*, abcès ancien du lobe temporal.

CHAPITRE III

Des otites chroniques suppurées avec mastoïdite latente.

Ce chapitre sera très court, car pour le faire complet il faudrait une étude approfondie des suppurations de l'attique et de leur traitement, de l'opération de Stacke en particulier (1), ce qui nous entraînerait loin de notre sujet ; mais tout en nous bornant à l'exposé de la chirurgie de l'apophyse, il nous est impossible de ne pas esquisser à grands traits le tableau de ces otorrhées chroniques, qui se compliquent de lésions mastoïdiennes latentes, si bien que le chirurgien part pour entrer directement dans la caisse et finit par l'ouverture large de l'apophyse. N'est-ce pas la contre-partie obligée du chapitre précédent, où nous avons vu le chirurgien trépaner l'apophyse et être conduit de proche en proche jusque dans la caisse ?

Les otorrhées chroniques que nous avons en vue actuellement sont ces suppurations de l'attique dont nous avons déjà dit quelques mots à propos des abcès

(1) E. Weismann, Traitement des suppurations de l'attique. *Th. de doct.*, Paris, 1892-93, n° 204.— Voyez aussi six observations de Luc, *Bull. et mém. de la soc. franç. d'otol., de laryng. et de rhinol.*, Paris, 1894, p. 186.

mastoïdiens aigus compliquant les otites chroniques, puis à propos des fistules mastoïdiennes. Comme nous l'avons déjà dit à ce moment, elles sont quelquefois entretenues par l'inflammation de la muqueuse seule, mais d'ordinaire elles sont symptomatiques de caries osseuses, portant soit sur les osselets, soit sur les parois de la caisse, et même le plus souvent les lésions sont complexes, atteignent plusieurs os à la fois. Déjà, enfin, nous avons cherché à faire voir que le diagnostic exact des lésions est souvent fort obscur ; que si, lorsque le stylet donne des renseignements positifs, on peut affirmer qu'il y a un ou plusieurs os malades, lorsqu'il donne des renseignements négatifs, on ne peut nullement en inférer que la muqueuse seule soit enflammée.

En pratique, lorsque le stylet ne rencontre pas d'os dénudé, on commencera par le traitement non opératoire des suppurations de l'attique, par les lavages, les instillations antiseptiques, et l'on ne s'occupera de l'apophyse que s'il survient une complication cliniquement évidente.

Mais lorsque les lésions osseuses de l'attique sont certaines ou lorsque, ces lésions étant impossibles à déceler cliniquement, la suppuration est décidément rebelle aux moyens ordinaires, la question change de face : une intervention chirurgicale s'impose.

On a d'abord proposé et pratiqué l'ablation du marteau, suivie ou non de celle de l'enclume, par les voies naturelles. De là des procédés multiples, tous assez infidèles, et un grand progrès a été réalisé le jour où Stacke a fait connaître sa méthode.

Dans ses grands traits l'opération de Stacke — dont nous n'avons pas à indiquer les détails — consiste à faire une incision rétro-auriculaire, à décoller le pavillon, puis le conduit jusqu'au tympan et à introduire dans l'attique, par l'orifice tympanal, un « protecteur » coudé sur lequel on fait sauter, à la gouge et au maillet, la paroi postéro-supérieure du conduit (mur de la logette). L'attique est alors largement béant et rien n'est plus facile que d'y manœuvrer à la pince, à la curette, pour enlever l'enclume et le marteau, pour extraire les fongosités, pour ruginer les parois cariées (1).

(1) A propos de l'opération de Stacke, nous signalerons une confusion faite par M. Moure dans une communication récente (21 nov. 1893) à la *Soc. d'ophth., laryng, et otol. de Bordeaux et du S. O.* (Compte rendu officiel, *Gaz. hebd. des Sc. méd. de Bordeaux,* 11 fév. 1894, p. 68). M. Moure a présenté un malade auquel il a fait subir, dit-il, « l'opération dite de Stacke ou de Küster », qui « consiste à ouvrir la caisse par l'apophyse mastoïde ». D'après ce que nous avons dit, on voit que ce n'est ni l'opération de Stacke, ni celle de Küster, mais la trépanation totale dont nous avons parlé en étudiant le traitement des fistules. Il importe de ne pas confondre des interventions différentes. Nous y insistons, parce que récemment C. R. Holmes (*Zeitschr. f. Ohrenheilk.,* t. XXV, fasc. 3 et 4, p. 269) a décrit « l'opération de Stacke modifiée par Schwartze ». Cette modification consiste à commencer par ouvrir l'antre et à aller à partir de là dans la caisse. A vrai dire, c'est la suppression pure et simple de l'opération de Stacke, opération dont nous considérons les indications comme rares, mais réelles.

Et voici par où nous sommes ramenés à la chirurgie de l'apophyse : sur 33 cas, deux fois seulement, après constatation faite *de visu* de l'état de l'antre, Stacke lui-même a cru pouvoir s'en tenir à la simple ouverture de l'attique, sans ouverture de l'antre ! Le résultat principal de cette méthode opératoire aura donc été de démontrer péremptoirement que presque toujours la mastoïde, même quand à l'examen clinique elle paraît parfaitement saine, participe aux lésions de l'attique. Personne n'en sera étonné si l'on réfléchit que l'aditus s'ouvre précisément dans l'attique, et c'est là, sans doute, un des motifs principaux pour lesquels les suppurations de l'attique sont particulièrement abondantes et rebelles.

Donc, deux fois seulement Stacke n'a pas ouvert l'antre en même temps que l'attique : et une fois il a eu à s'en repentir, car secondairement l'infection de l'apophyse a nécessité une intervention spéciale.

Cela étant, une objection vient immédiatement à l'esprit : pourquoi ne pas toujours ouvrir d'abord la mastoïde, l'antre en particulier, et aller de là dans l'attique ; pourquoi s'ingénier à rendre plus difficile une intervention en la prenant à l'envers, puisqu'aussi bien elle finira presque invariablement par être complétée ?

L'objection serait valable si l'opération complète devait être *constante*, mais elle n'est que *presque constante*, et dès lors, dans les cas de ce genre où aucun symptôme ne permet d'affirmer la participation de l'apophyse, nous devons tenter de guérir nos malades en 3 ou 4 semaines au lieu de leur imposer à coup sûr les longs mois de traitement qu'exige en général la guérison d'une trépanation complète de la mastoïdite et de la caisse. Ces faits sont rares, mais ils existent, et nous citerons à l'appui les succès rapides de nos observations I, LVII, LVIII, LIX (1).

En principe d'ailleurs, une opération chirurgicale est bonne lorsqu'elle part du connu pour aboutir au possible. Il est vicieux, au contraire, de prendre comme point de départ une conséquence possible, probable même, d'une lésion connue qui devient ainsi le point d'arrivée. Cette seconde méthode n'est recommandable que si la première est impraticable.

Or, considérée comme opération exploratrice, l'opération de Stacke a une grande valeur et comme, si l'on a quelque expérience de la chirurgie de l'oreille, elle se mène aisément à bien sans encombre, elle doit être conservée. Il eût été vraiment piquant que ses premières applications eussent précisément servi à démontrer que son invention était inutile !

Notre conclusion pratique est que les suppurations

(1) C. Gruenert (*Arch. f. Ohrenh.*, 1893, t. XXXV, p. 198, 231) publie 43 cas opérés par la méthode de Stacke à la clinique de Halle ; avec la première série déjà publiée, il arrive à un total de 100 cas, avec 58 guérisons. Contrairement à nous, il conseille de ne jamais s'en tenir à la mise à nu de l'attique. Son opinion est aussi celle de Panse (*Arch. f. Ohrenh.*, 1892-93, t. XXXIV, p. 248).

de l'attique rebelles au traitement non sanglant doivent être attaquées par l'opération de Stacke, dont on profitera toujours pour vérifier l'état de l'aditus ; et dans bien des cas, dans la majorité même — mais nous n'allons pas ici aussi loin que Stacke lui-même, pour qui c'est la presque totalité — on ouvrira sur le protecteur l'aditus, puis l'antre, puis les cellules. C'est ce que nous avons fait dans nos observations LXI à LXVII et finalement le résultat anatomique est identiquement celui que nous avons fait connaître par les fistules mastoïdiennes.

Nous réunirons donc, dans le chapitre suivant, l'étude des résultats de la trépanation de la caisse complétée par celle de l'apophyse à l'étude des résultats de l'opération inverse. Pour n'y plus revenir, nous dirons que l'*opération de Stacke vraie* (trépanation de la caisse seule) nous a fourni, sur 6 cas (obs. I et LVII à LXI) :

4 guérisons ;

1 trépanation secondaire de l'apophyse (obs. LXI) ;

1 mort par méningite post-opératoire (obs. LX) ;

1 mort par abcès cérébral antérieur à l'opération (obs. LXIII).

Il serait d'ailleurs injuste d'attribuer à cette opération une mortalité de 1/6 : l'opération de Stacke ne peut pas être plus grave que l'intervention complète dont nous verrons dans un instant l'innocuité.

OBSERVATION LVII (résumée). — *Suppuration de l'attique.* — *Opération de Stacke.* — *Guérison* (Obs. VII de la thèse de WEISMANN).

Fille de 18 ans 1/2 ; otorrhée ancienne à droite. Soignée à la clinique à partir du 8 *septembre* 1891. Vertiges, sifflements. Ablation successive et sans succès de polypes, du marteau, de l'enclume. Opération de Stacke le 13 *décembre* 1892. L'amélioration (otorrhée, troubles fonctionnels) a été immédiate, mais la guérison complète, entravée par le rétrécissement cicatriciel du conduit, n'a été obtenue qu'en *novembre* 1893. La guérison se maintenait en *février* 1894.

OBSERVATION LVIII (résumée). — *Suppuration de l'attique.* — *Opération de Stacke.* — *Guérison* (Obs. VIII de la thèse de WEISMANN).

Fille de 18 ans ; otorrhée à droite depuis l'âge de 6 ans. Maux d'oreille, céphalalgie, vertiges, bourdonnements. Echec des traitements ordinaires et de l'ablation du marteau (d'avril 1890 à novembre 1892). Le 22 *novembre* 1892, opération de Stacke. Cessation immédiate des troubles fonctionnels. Guérison le 1er *avril* 1893.

OBSERVATION LIX. — *Suppuration de l'attique.* — *Opération de Stacke.* — *Guérison.*

Trip..., (Louise), 7 ans, entrée le 16 *septembre* 1893 à l'hôpital Trousseau ; otorrhée abondante et fétide ayant 10 mois de date ; venant de l'attique. Le 20 *septembre*, opération de Stacke (enclume cariée et marteau sain). Rien du côté de l'aditus. Suture totale de l'incision rétro-auriculaire ; tamponnement par le conduit. Le 27 *septembre*, ablation des fils, réunion par première intention. Pas de pus dans le conduit. *12 octobre*, suppression de tout pansement. *17 octobre*, exeat guérie.

OBSERVATION LX. — *Otite moyenne suppurée, carie de la paroi interne de la caisse, paralysie faciale.* — *Opération de Stacke.* — *Mort de méningite* (Obs. publiée *in extenso* par M. LUBET-BARBON, *Arch. intern. de laryng.*, Paris, 1893, t. II, n° 5, p. 257).

Homme de 40 ans, soigné à la clinique à partir du 3 *juin* 1893 pour des douleurs d'oreille accompagnées d'otorrhée. Successivement, et sans succès, ablation de polypes venant de la partie supérieure de la caisse, élargissement de la perforation, extraction du marteau. Le 18 *juillet*, paralysie faciale. Le 21 *juillet*, opération de Stacke (pratiquée à l'hôpital Bichat, dans le service de M. le professeur Terrier), à la suite de laquelle la température s'élève (de 39° à 40°) ; accidents de méningite. Mort le 26 *juillet*. A l'autopsie, méningite suppurée.

OBSERVATION LXI. — *Suppuration de l'attique.* — *Mastoïdite latente.*

Gross....... Marie, 15 ans. (Pour l'oreille gauche, voy. obs. LXII). Le 21 *avril* 1894, opération de Stacke, au cours de laquelle l'aditus paraît sain. A la suite, douleurs dans l'apophyse, qui est trépanée le 1er *juillet* 1894. Le 1er *février* 1895, cavité ne suppurant plus que très peu et de temps à autre, ouverte derrière l'oreille par un orifice cicatrisé, en haut de l'incision.

OBSERVATION LXII. — *Suppuration de l'attique*. — *Opération de Stacke suivie de trépanation de l'apophyse.* — *Guérison*.

Qué. . ., 7 ans. Vient à la clinique le **14** *mars* **1893** pour un écoulement de l'oreille gauche qui dure depuis près de 5 ans. L'écoulement est très abondant, le conduit est plein de pus blanchâtre avec mauvaise odeur. Après lavage on constate que la membrane a totalement disparu. Le fond de la caisse est granuleux.

L'oreille droite est saine.

Catarrhe nasal.

Les granulations sont cautérisées au nitrate d'argent à 1/30, et pansées à la glycérine phéniquée. Au bout de quelques semaines de ce pansement, l'écoulement n'a pas diminué. Le **13** *avril*, ablation du polype situé sur la paroi interne de la caisse. Cautérisation du pédicule au nitrate d'argent. Le **4** *mai*, l'oreille coule moins, on essaie le pansement à l'acide borique. Le **26** *mai*, on trouve encore des bourgeons charnus et les alternatives d'augmentation et de diminution d'écoulement ainsi que la production constante des bourgeons charnus nous décident à pratiquer l'opération de Stacke avec ouverture de la mastoïde.

L'enfant entre le **27** *juillet* **1893** à l'hôpital Trousseau et est opérée le jour même.

Après ouverture et curettage de la caisse par le procédé de Stacke, le canal de l'antre est trouvé plein de fongosités, et de proche en proche on arrive à trépaner complètement l'apophyse.

Le lendemain de l'intervention, on constate une paralysie faciale, incomplète d'ailleurs. Cette paralysie n'a pas cessé après que le tamponnement a été renouvelé et refait moins serré. Mais elle s'est graduellement amendée.

Pansements comme de coutume.

17 *février* 1894. — En arrière de l'oreille, au niveau de l'incision cutanée, orifice large comme une pièce de 1 franc, donnant accès dans une vaste cavité dont les 2/3 externes sont épidermisés. Au fond existe une surface rouge, facilement saignante, avec des granulations à la partie inférieure. En avant et dans le fond, au niveau de l'orifice tubaire, on voit une gouttelette de liquide clair et transparent qui se reproduit à mesure qu'on l'essuie.

La guérison complète a été obtenue en *juillet* 1894, et la malade a quitté l'hôpital le 26 *août* 1894, porteur d'une vaste cavité épidermisée, ouverte largement derrière l'oreille et ne suppurant plus depuis plus d'un mois.

OBSERVATION LXIII. — *Suppuration de l'attique. — Mastoïdite latente.*

Peyt... Robert, 28 mois (Hôpital Trousseau). Rougeole il y a 3 mois, bronchite consécutive ; otite moyenne, écoulement persistant. La suppuration venant de l'attique, le 1er *juillet* 1893, opération de Stacke ; fongosités suivies de proche en proche dans l'aditus, puis dans la caisse. Actuellement, fin *septembre* 1894, cavité suppurant très peu, ouverte derrière l'oreille ; mais elle n'est pas entièrement épidermisée dans la profondeur. Enfant chétif, guéri d'un abcès froid de radius gauche, opéré le 15 *février* 1893 ; encore en traitement d'un abcès froid de l'olécrâne droit opéré le 21 *août* 1893.

OBSERVATION LXIV. — *Suppuration de l'attique. — Mastoïdite latente* (Obs. IX de la thèse de WEISMANN).

Garçon de 3 ans ; otorrhée depuis 18 mois. Suppuration de l'attique qui du 2 avril 1892 au 6 janvier 1893 est restée rebelle aux traitements classiques. Fièvre, frissons. Le 6 *janvier* 1893, opération de Stacke, complétée par l'ouverture de l'apophyse, l'aditus et l'antre ayant été trouvés pleins de fongosités. Paralysie faciale due au tamponnement, car elle a cessé le lendemain du premier pansement, fait le 8ᵉ jour. Guérison avec cavité épidermisée ouverte en arrière.

OBSERVATION LXV. — *Cholestéatome latent de l'apophyse avec suppuration de l'attique. — Fistule persistante* (Obs. XII de la thèse de WEISMANN).

Fille de 15 ans ; otorrhée à l'âge de 5 ans, ayant semblé guérie, et ayant récidivé depuis 3 à 4 mois. Echec du traitement classique institué à la clinique du 30 août au mois de novembre 1892. Le 12 *novembre*, opération de Stacke, complétée par l'ouverture de l'apophyse. Depuis ce moment, malgré des attouchements divers, des cautérisations, des curettages, la cicatrisation définitive de la cavité n'a pas encore pu être obtenue, mais aujourd'hui la suppuration est légère, limitée, et on ne trouve plus de masses cholestéomateuses (*février* 1895).

OBSERVATION LXVI. — *Suppuration de l'attique. — Opération de Stacke complétée par la trépanation de l'apophyse. — Mort par un abcès cérébral antérieur à l'intervention* (Obs. XI de la thèse de WEISSMANN).

Femme de 50 ans, prise de douleurs et d'otorrhée en *décembre* 1892, après 20 ans de guérison apparente. Céphalalgie, insomnie, vomissements. L'opération de Stacke, d'abord refusée par la malade, est acceptée 4 jours après, les accidents (torpeur, vomissements) s'étant aggravés. Le 4 *janvier* 1893, opération de Stacke, complétée par l'ouverture de l'antre, également rempli de fongosités et de pus concret. Pendant 8 jours, amélioration notable. Puis reprise des accidents cérébraux ; mort le **13** *janvier*. Pas d'autopsie, mais le diagnostic d'abcès est à peu près certain.

OBSERVATION LXVII. — *Suppuration de l'attique.* — *Opération de Stacke complétée par la trépanation de l'apophyse malade.* — *En traitement.*

C... Charles, 4 ans. Hôpital Trousseau. A l'âge d'un an, abcès mastoïdien opéré à droite (février 1892), puis à gauche (mars 1892). Otorrhée persistante. A droite, suppuration venant de l'attique ; le stylet rencontre un point dénudé. Le **24** *octobre* 1894, opération de Stacke (enclume cariée), complétée par l'ouverture de l'apophyse en poursuivant les fongosités. 1er *février* 1895 ne suppure plus ; quelques croûtes dans une cavité presque entièrement épidermisée et ouverte derrière l'oreille.

CHAPITRE IV

Résultats.

Dans ce chapitre, qui sera d'ordre statistique, nous avons l'intention d'analyser les résultats des diverses opérations que nous venons d'étudier. Nous commencerons par publier le résumé des observations que nous avons cru inutile de relater *in extenso* dans le courant de ce mémoire.

A. *Mastoïdites aiguës avec otite aiguë.*

OBSERVATION LXVIII. — *Abcès mastoïdien.*

Lar... Etienne, 2 mois 1/2 (Hôpital Trousseau). Début sans cause connue il y a un mois ; pas d'otorrhée. Le 27 *mars* 1894, incision de l'abcès (pneumocoque) et trépanation de l'apophyse. Guéri le 1ᵉʳ *mai*. Le 25 *août*, ouverture d'une fistulette, fermée le 1ᵉʳ *septembre*.

OBSERVATION LXIX. — *Abcès mastoïdien.*

Dup... Henri, 5 mois (Hôpital Trousseau). A 3 mois, diarrhée verte, vomissements, calmés depuis quelques jours seulement. Il y a 6 jours, abcès rétro-auriculaire. Le 21 *février* 1894, trépanation de l'apophyse. Guéri à la fin de *mars*. Etat général excellent.

OBSERVATION LXX. — *Abcès mastoïdien.*

Rom... Elise, 7 mois (Hôpital Trousseau). Il y a 25 jours, grippe. Il y a 8 jours, gonflement rétro-auriculaire, sans otorrhée. 19 *mai* 1893, trépanation de l'apophyse (association de pneumocoques et de streptocoques). Guérison le 15 *juillet.*

OBSERVATION LXXI. — *Abcès mastoïdien.*

Diéb... Jeanne, 7 mois (Hôpital Trousseau). Otorrhée sans cause connue depuis 6 semaines ; cesse il y a 3 semaines, et début du gonflement rétro-auriculaire. Le 4 *mai* 1894, incision de l'abcès et trépanation de l'antre. Guérie le 15 *juin.*

OBSERVATION LXXII. — *Abcès mastoïdien.*

Gourd... Léon, 8 mois (Hôpital Trousseau). Il y a 10 jours, à la suite d'un coup (?), gonflement mastoïdien sans otorrhée. Le 8 *mai* 1894, trépanation de l'apophyse. Guérison le 28 *juillet.*

OBSERVATION LXXIII. — *Abcès mastoïdien.*

Dr... Denis, 9 mois (Hôpital Trousseau). Coryza depuis 2 mois ; gonflement rétro-auriculaire, sans otorrhée, depuis 3 semaines. Le 24 *janvier*, ouverture de l'abcès (pneumocoque) et trépanation de l'antre. Guéri le 17 *avril.*

OBSERVATION LXXIV. — *Abcès mastoïdien.*

Rich... Louise, 11 mois (Hôpital Trousseau), opérée le 15 *mai* 1893 d'un abcès rétro-auriculaire ; trépanation de l'apophyse. Guérison rapide, qui se maintenait le 2 *octobre* et le 10 *janvier* 1894. (Mère atteinte d'un lupus de la face).

Observation LXXV. — *Abcès mastoïdien.*

For... Emile, 11 mois (Hôpital Trousseau). Otorrhée pendant quelques jours, puis abcès mastoïdien, Au 10e jour, le 2 *mai* 1893, incision de l'abcès (pneumocoque) et trépanation de l'apophyse. Guérison le 1er *juillet*.

Observation LXXVI. — *Abcès mastoïdien.*

P... René, 1 an (Hôpital Trousseau).Début le 8 *janvier* 1894 ; 3 jours après, abcès rétro-auriculaire, sans otorrhée. Cause inconnue. Le 16 *janvier*, incision de l'abcès (staphylocoque), trépanation de l'antre. Guéri le 6 *mars*. Revu guéri le 7 *mai*.

Observation LXXVII. — *Abcès mastoïdien.*

Cons... Jean-Baptiste, 16 mois (Hôpital Trousseau). Début il y a 3 semaines, sans otorrhée. Le 1er *juillet* 1893, incision de l'abcès (pneumocoque) et trépanation de l'apophyse. Guéri le 29 *août*. Revu en parfait état le 18 *novembre*.

Observation LXXVIII. — *Abcès mastoïdien.*

V... Ferdinand, 2 ans (Hôpital Trousseau). A eu il y a 1 mois une angine probablement diphthérique ; depuis 15 jours, gonflement rétro-auriculaire. Le 12 *avril* 1893, incision de l'abcès (streptocoque et pneumocoque) et trépanation de l'apophyse. Guéri le 25 *mai*.

Observation LXXIX. — *Abcès mastoïdien.*

Kn... Georgette, 2 ans 1/2 (Hôpital Trousseau). Il y a 3 semaines, rougeole, avec angine assez intense. Il y a 10 jours, otorrhée légère ; il y a 8 jours, abcès mastoïdien. Le 8 *juillet* 1894, incision de l'abcès (staphylococcus albus) et trépanation de l'apophyse (un coup de gouge dans le cerveau). Guérison le 23 *août*.

OBSERVATION LXXX. — *Abcès mastoïdien.*

Bauz... Alise, 2 ans 1/2 (Hôpital Trousseau). Abcès rétro-auriculaire aigu, volumineux, sans otorrhée. Évidement de l'apophyse dénudée à la curette, le 15 *novembre* 1894. Guérison le 6 *janvier* 1895.

OBSERVATION LXXXI. — *Abcès mastoïdien.*

Houss... Germaine, 2 ans 1/2. Vient à la clinique pour un abcès mastoïdien ayant débuté il y a 15 jours, 6 semaines après une otite moyenne grippale. Trépanation de l'antre. Guérison, avec membrane reformée et audition normale.

OBSERVATION LXXXII. — *Mastoïdite sans abcès.*

Rob... Germaine, 4 ans (Hôpital Trousseau). Rougeole à 2 ans, coqueluche à 3 ans 1/2 ; bronchite légère depuis un mois. Depuis 5 à 6 jours, sans otorrhée, fièvre, douleur et rougeur mastoïdiennes, œdème léger. Le 24 *mars* 1894, trépanation de l'apophyse, qui contient du pus. Guérison le 16 *mai*. En *octobre*, va très bien.

OBSERVATION LXXXIII. — *Mastoïdite sans abcès.*

Meld... Alexandre, 4 ans 1/2 (Hôpital Trousseau). Il y a 2 ans, rougeole. Il y a 6 semaines, bronchite, puis scarlatine. Il y a 15 jours, adénite, albuminurie. Il y a 10 jours, gonflement rétro-auriculaire sans otorrhée. Le 31 *juillet*, trépanation de l'apophyse ; fongosités dans l'antre. Guéri le 2 *octobre*, membrane saine.

OBSERVATION LXXXIV. — *Abcès mastoïdien.*

Rag... Emma, 5 ans. Vient à la clinique au 28e jour d'une otite consécutive à la scarlatine. Depuis 2 jours, cessation de l'otorrhée ; abcès rétro-auriculaire. Trépanation de l'antre. Guérison en 6 semaines.

OBSERVATION LXXXV. — *Abcès mastoïdien.*

Blav... Isabelle, 5 ans 1/2 (Hôpital Trousseau). Abcès mastoïdien, sans cause connue et sans otorrhée, à la fin de février 1893 ; le 4 *mars*, incision de l'abcès (pus stérile) et trépanation de l'apophyse. Guérie vers le 15 *mai*. Etat local et général excellent le 27 *décembre* 1894.

OBSERVATION LXXXVI. — *Abcès mastoïdien.*

Ros... Julien, 7 ans (Hôpital Trousseau). Rougeole il y a un an. Il y a 8 jours, gonflement rétro-auriculaire sans ortorrhée. Le 28 *mars* 1894, incision de l'abcès (pneumocoque) et trépanation de l'apophyse. Un peu de pus par le conduit pendant l'opération. Guéri le 4 *août.*

OBSERVATION LXXXVII. — *Abcès mastoïdien.*

Vaq... Berthe, 7 ans 1/2 (Hôpital Trousseau). En *avril* 1894, scarlatine ; otorrhée bilatérale depuis ce moment ; cesse il y a 8 jours et abcès mastoïdien à droite. Le 20 *juin*, incision de l'abcès (pas de microbes) et trépanation de l'apophyse. Guérison le 28 *août.*

OBSERVATION LXXXVIII. — *Abcès mastoïdien droit.*

Mail... Charles, 7 ans (Hôpital Trousseau). Depuis 8 jours

abcès mastoïdien, sans otorrhée, cause inconnue. 21 *juillet* 1893, trépanation de l'apophyse. Guéri le 15 septembre. Revu en bon état le 5 *janvier*.

OBSERVATION LXXXIX. — *Abcès mastoïdien gauche.*

Hul... Elvire, 10 ans (Hôpital Trousseau). Rougeole il y a 3 ans, varioloïde il y a 2 ans. Le 18 *août* 1893, scarlatine ; au 15⁰ jour otite moyenne, puis otorrhée qui cesse au moment où se forme un abcès mastoïdien. Entre à l'hôpital le 17 *octobre.* Trépanation de l'apophyse le 18 *octobre* ; guérison le 26 *novembre*, avec membrane reformée et audition bonne.

OBSERVATION XC. — *Mastoïdite sans abcès.*

Pr... Jacques, 10 ans. Le 13 *mai* 1894, amygdalite aiguë double qui dure une huitaine de jours ; convalescence traînante. Le 7 *juin*, douleurs d'oreille à droite, fièvre le 10 *juin*, empâtement de la région rétro-auriculaire, surdité. Le 12 *juin*, œdème mastoïdien, douleur à la pression, pas d'otorrhée ; trépanation de l'apophyse qui contient du pus. Guérison le 28 *juillet* ; audition normale. En *octobre*, va très bien.

OBSERVATION XCI. — *Abcès mastoïdien.*

Cogn... Angèle, 15 mois (Hôpital Trousseau), Mère tuberculeuse. Abcès mastoïdien depuis 15 jours ; otorrhée depuis 15 jours. Trépanation de l'apophyse le 17 *janvier* 1895. Le 1ᵉʳ *février*, cavité partout bien bourgeonnante.

OBSERVATION XCII. — *Abcès mastoïdien.*

Lem... Georges, 7 ans (Hôpital Trousseau). Scarlatine le 27 *novembre* 1894, douleurs d'oreilles depuis le début, otorrhée depuis le commencement de la convalescence. Le 10 *janvier*

1895, cessation de l'écoulement ; douleurs, gonflement mastoïdien, état général mauvais. Puis reprise de l'otorrhée. Le 15 *janvier*, incision ; vaste perforation à la pointe de l'apophyse ;
sinus à nu dans l'abcès. Evidement de l'os friable.

OBSERVATION XCIII. — *Abcès mastoïdien gauche.*

Lav... Louis, 8 mois (Hôpital Trousseau). Il y a 15 jours,
bronchite et gonflement rétro-auriculaire, sans otorrhée. 3 *juin*
1893, ouverture de l'abcès et trépanation de l'apophyse. Le
10 *juillet*, l'apophyse étant à peu près guérie, pendant de très
fortes chaleurs, début de diarrhée infantile (enfant au biberon) ;
mort le 18 *juillet*.

OBSERVATION XCIV. — *Abcès mastoïdien.*

Del... Marthe, 17 mois (Hôpital Trousseau). Le 17 *mars*
1893, rougeole ; commencement d'avril, coqueluche. Le
15 *avril*, abcès rétro-auriculaire. Le 21 *avril*, incision de l'abcès (streptocoque, staphylocoque et pneumocoque) et trépanation de l'apophyse. Coqueluche très grave, quintes très fréquentes ; le 28 *avril*, broncho-pneumonie ; morte le 29.

B. *Ostéites aiguës diffuses du temporal* (1).

OBSERVATION XCV. — *Ostéites diffuses du temporal.*

Plom... Raymond, 7 mois. Père et mère tuberculeux. Otorrhée depuis l'âge de 2 mois. Entre le 23 *novembre* 1894 à l'hô-

(1) Ces observations, que nous résumons ici pour donner notre
statistique intégrale, seront publiées ultérieurement par un de
nous. Voy. A. BROCA, Ostéite diffuse du temporal, *Bull. de la
Soc. anat.*, Paris, 1895.

pital Trousseau. Abcès rétro-auriculaire. Evidement de l'os
carié, jusque dans la caisse. L'état général, déplorable avant
l'opération, reste le même. Mort le 29 *novembre* 1894. A l'autopsie, ostéite diffuse. Pas de méningite.

OBSERVATION XCVI. — *Abcès mastoïdien gangréneux.*

D... Emile, 9 mois (Hôpital Trousseau). A 5 mois 1/2, rougeole et bronchite ; depuis ce moment, accidents douloureux
du côté de l'oreille, puis tuméfaction rétro-auriculaire. Un
médecin incise l'abcès il y a quelques jours. Le 16 *juin*, décollement gangréneux rétro-auriculaire. Evidement à la curette
de l'os noir, friable, nécrosé, d'odeur infecte. Dure-mère et
sinus sont à nu. Mort le troisième jour. Pas d'autopsie.

OBSERVATION XCVII. — *Ostéite diffuse.*

Sab... Eugénie, 21 mois (Hôpital Trousseau). Il y a 10 mois,
forte diarrhée, ayant duré 3 semaines ; il y a 2 mois 1/2, rougeole ; il y a 10 jours, sans otorrhée, abcès mastoïdien. Le
3 *septembre* 1894, incision de l'abcès (pneumocoque) et trépanation de l'apophyse. Ecoulement de pus par le conduit pendant le lavage de la plaie rétro-auriculaire. Les jours suivants,
l'état général reste mauvais, plaie atone, os nécrosé. Le 20 *octobre*, nouvelle intervention ; ablation de la cavité, exploration
des méninges qui ne fait trouver aucun abcès. Caisse cariée
au loin. Mort le 24 *octobre*.

OBSERVATION XCVIII. — *Ostéite aiguë.*

Gel... Emile, 6 ans (Hôpital Trousseau). Rougeole et coqueluche à 3 ans ; puis tumeurs blanches du genou droit et du
cou de pied gauche, actuellement fistuleuses. Entré à l'hôpital
le 17 *juillet* avec des accidents de mastoïdite aiguë datant de

8 jours. Le 18 *juillet*, trépanation de l'apophyse (streptocoques, microcoques variés, bacilles de la putréfaction), persistance des accidents infectieux ; le 29 *juillet*, ablation de tout l'os malade. Mort le 1ᵉʳ *août*. A l'autopsie, pas de lésions intracrâniennes.

OBSERVATION XCIX. — *Ostéite aiguë.*

Femme de 44 ans, otorrhée ancienne. Depuis 4 jours, gonflement diffus temporo-mastoïdien. Le 31 *août* 1894, trépanation totale. Persistance des accidents infectieux et méningitiques.

C. *Mastoïdites avec otite moyenne chronique* (observations terminées).

OBSERVATION C. — *Fistule mastoïdienne.*

Jac... Auguste, 21 mois (Hôpital Trousseau). Début il y a 4 mois ; incision simple qui reste fistuleuse. Pas d'otorrhée. Le 15 *juillet* 1893, trépanation de l'apophyse de la caisse. Guérison relativement rapide, qui se maintient en *janvier* 1894.

OBSERVATION CI. — *Fistule mastoïdienne.*

Grosj... Charles, 2 ans (Hôpital Trousseau). A 3 mois, bronchite, à 8 mois, rougeole, à 15 mois, coqueluche. Il y a six semaines, sans otorrhée, abcès mastoïdien incisé il y a un mois. Le 12 *avril*, trépanation de l'apophyse (pneumocoque). Guéri le 14 *août*. Le 4 *septembre*, membrane et conduit normaux.

OBSERVATION CII. — *Fistule mastoïdienne.*

Al... Gabriel, 2 ans (Hôpital Trousseau). Il y a 11 mois,

rougeole ; 8 jours après, abcès rétro-auriculaire devenu spontanément fistuleux. Le 16 *janvier* 1894, trépanation de l'apophyse (séquestre) et de la caisse (enclume cariée, marteau sain). Guéri le 1er *juillet* avec cavité comblée.

OBSERVATION CIII. — *Fistule mastoïdienne.*

Ch... Henri, 2 ans 1/2 (Hôpital Trousseau). Il y a 10 mois, abcès mastoïdien, puis otorrhée passagère. Incision simple de l'abcès, fistule. Le 28 *mai* 1893, trépanation de l'apophyse et de la caisse. Le 26 *novembre* 1893, extraction d'un séquestre dans la partie inférieure de l'écaille. Guéri en *novembre* 1894.

OBSERVATION CIV. — *Fistule mastoïdienne.*

Maz... Léonie, 4 ans. Il y a 5 à 6 mois, rougeole, à la suite de laquelle abcès mastoïdien sans otorrhée ; incision simple. Entrée le 26 *juin* 1893 à l'hôpital Trousseau avec une fistule rétro-auriculaire. Le 13 *juillet*, trépanation de l'apophyse et de la caisse. Exeat le 20 *août* 1893. Revue en *janvier* 1894 entièrement guérie. Audition bonne.

OBSERVATION CV. — *Fistule mastoïdienne.*

Ren... Henri, 3 ans (Hôpital Trousseau). Le 3 *janvier* 1893, sans cause connue, abcès mastoïdien, traité par l'incision simple ; fistule persistante. Le 18 *octobre*, trépanation de l'apophyse et de la caisse. Entièrement guéri le 6 *mars* 1894. Revu en état excellent en *décembre* 1894.

OBSERVATION CVI. — *Fistule mastoïdienne.*

V... Adèle, 4 ans 1/2 (Hôpital Trousseau). Coqueluche légère à la fin de 1891 ; en *janvier* 1893, otorrhée durant quelques jours ; en *juin* 1892, abcès mastoïdien traité par l'incision simple ; fistule persistante. Le 10 *décembre* 1892, trépanation de l'apophyse de la caisse ; 25 *février*, cicatrisation. En *juin* 1893 se rouvre une fistulette, curettage de quelques fongosités, cicatrisation rapide. Six mois plus tard, nouvelle fistulette, ne communiquant pas avec la caisse, qui ne suppure pas, mais conduisant sur un point osseux dénudé. La mère refuse une nouvelle intervention.

OBSERVATION CVII. — *Abcès mastoïdien avec otite chronique.*
(Obs. X de la thèse de WEISMANN).

Prud... Eugène, 12 ans, entré le 10 *décembre* 1892 à l'hôpital Trousseau. Otite ancienne, consécutive à la rougeole ; gonflement rétro-auriculaire depuis un mois. Polypes de la caisse. Le stylet courbe rencontre des points dénudés dans l'attique. Le 11 *décembre*, trépanation de l'apophyse et de la caisse. Guérison le 6 *avril*. Le pus de l'abcès contenait le *bacterium coli*, à l'état de pureté.

OBSERVATION CVIII. — *Fistule mastoïdienne.*

Dub... Jeanne, 23 ans. Otorrhée, sans cause connue, depuis l'âge de 12 ans. Abcès mastoïdien (consécutif à l'attouchement d'un polype au galvano-cautère) opéré en *août* 1892 et resté fistuleux. Le 20 *avril* 1890, trépanation de l'apophyse et de la caisse. Guérison en *octobre*, avec persistance d'un peu d'otorrhée.

OBSERVATION CIX. — *Fistule mastoïdienne.*

Pop... Louis, 7 ans (Hôpital Trousseau). Rougeole et coqueluche il y a 2 ans. Otorrhée depuis 5 mois ; abcès mastoïdien depuis 1 mois, incisé il y a 15 jours. Le 3 *juin* 1893, trépanation de l'apophyse et de la caisse ; 21 *septembre*, cicatrisation complète ; persistance d'une otorrhée légère, qui dure encore en *janvier* 1894 et qu'on ne soigne pas.

OBSERVATION CX. — *Abcès mastoïdien.*

Sab... Emile, 7 ans (Hôpital Trousseau). Otorrhée ancienne (2 ans) consécutive à la rougeole. Abcès rétro-auriculaire, 2 *septembre* 1892, traité par l'incision simple. Le 21 *septembre*, trépanation de l'apophyse. Exeat le 20 *novembre*. Revu en *janvier* 1894, otorrhée toujours abondante ; cicatrisé derrière l'oreille. En *juillet* 1894, encore un peu d'otorrhée (soigné très irrégulièrement).

OBSERVATION CXI. — *Fistule mastoïdienne.*

M... Alphonse, 8 ans (Hôpital Trousseau). Rougeole, puis scarlatine en mai 1892 ; abcès mastoïdien alors traité par l'incision simple. Le 10 *décembre* 1892, trépanation de l'apophyse et de la caisse. Exeat incomplètement guéri le 15 *janvier*, puis pansements irréguliers. Cicatrisé derrière l'oreille en deux mois environ. La cicatrisation se maintient en *janvier* 1894, mais il reste une très légère otorrhée qu'on ne soigne pas.

OBSERVATION CXII. — *Fistule mastoïdienne gauche.*

P... Alice, 19 mois (Hôpital Trousseau). Début de l'otorrhée en *juin* 1893, à la suite de choléra infantile. Incision simple d'un abcès mastoïdien en *juillet*. Le 2 *décembre* 1893, extraction d'un séquestre de l'apophyse, ablation de l'enclume cariée et du marteau intact. En *mars*, cavité rétro-auriculaire cicatrisée, mais il persiste un peu d'otorrhée. Le 23 *mai*, début d'accidents cérébraux, l'enfant est ramenée à l'hôpital le 30 *mai*. Mort le 2 *juin*. Pas d'autopsie.

Observation CXIII. — *Abcès mastoïdien droit.*

Babl... Edmond, 8 mois (Hôpital Trousseau). Père et mère phtisiques. Otorrhée ancienne. Depuis un mois, début du gonflement rétro-auriculaire. Le 31 *mai* 1893, trépanation de l'apophyse et de la caisse. Cachexie graduelle, mort le 26 *juin*. A l'autopsie, tuberculose généralisée.

Observation CXIV. — *Abcès mastoïdien.*

Leroy, 9 mois, père tuberculeux, otite moyenne suppurée il y a 3 mois, écoulement fétide depuis un mois : depuis dix jours, tumeur fluctuante sans rougeur ni œdème en arrière du pavillon vers la pointe de l'apophyse. État général cachectique.

Opération le 8 *décembre*. L'incision donne issue à une assez grande quantité de pus : le doigt introduit au fond de la plaie permet de sentir sur l'os une surface rugueuse mais un stylet poussé à cet endroit ne peut pénétrer dans aucune cavité osseuse. Sur le point dénudé on enlève au ciseau la corticale : par l'ouverture il sort du pus caséeux, la cavité est agrandie en bas et en avant à la curette et on retire une quantité assez abondante de ce même pus avec des bourgeons charnus et des débris osseux. On cure ainsi une cavité paraissant formée aux dépens des portions mastoïdienne et écailleuse du temporal. Cette cavité préformée, pour ainsi dire, a la capacité d'une grosse noisette, est pleine de pus caséeux et ses parois sont lisses, d'aspect blanchâtre. Badigeonnage au chlorure de zinc, pansement à la gaze stérilisée.

Trois jours après l'enfant n'a pas eu de fièvre ; il tète et prend sa nourriture comme avant l'opération.

Mort cachectique au 10e jour.

OBSERVATION CXV. — *Fistule mastoïdienne droite.*

Vach... Louise, 11 mois (Hôpital Trousseau). Otorrhée ancienne ; fistule. Le 4 *mars* 1893, trépanation de l'apophyse et
de la caisse ; os friable et fongueux. Mort le 19 *mars*. A l'autopsie, tuberculose des méninges, du poumon, des ganglions tra-
chéo-bronchiques et mésentériques.

OBSERVATION CXVI. — *Abcès mastoïdien.*

Lal... Armand, 14 mois (Hôpital Trousseau), souffrant et
débile depuis l'âge de 8 mois, où il a eu une gastro-entérite ;
rechutes en décembre et janvier ; diarrhée depuis le 27 *février*,
aphtes buccaux. Il y a trois semaines, début du gonflement
rétro-auriculaire. Le 10 *mars*, trépanation de l'apophyse ; petits séquestres multiples et on arrive jusque dans la caisse. A
partir du 3 *avril*, l'enfant a été en bonne voie et ses aphtes
ont cessé. Le 18 *juin*, il allait localement très bien, lorsqu'il a
été pris de rougeole (à domicile) ; mort de broncho-pneumonie
le 22 *juin*.

OBSERVATION CXVII. — *Fistule mastoïdienne.*

Gil... Eugène, 2 ans (Hôpital Trousseau). Il y a un mois,
otorrhée ; 8 jours après elle cesse, et gonflement mastoïdien ;
incision simple. Le 1er *avril* 1893, trépanation de l'apophyse.
L'enfant étant en bonne voie de guérison est pris de rougeole
le 28 *juin* et meurt de broncho-pneumonie le 6 *juillet*.

OBSERVATION CXVIII. — *Abcès mastoïdien.*

Boid... Paul, 3 ans 1/2 (Hôpital Trousseau). Coqueluche à
18 mois ; rougeole à 27 mois, et depuis abcès froids multiples.
Otorrhée à droite depuis 4 mois. Depuis 8 jours, douleurs de

ce côté. Le 10 *février*, ablation d'un polype de la caisse. Le 15 *février*, incision d'un abcès rétro-auriculaire et trépanation de l'apophyse, curettage d'une vaste cavité contenant un gros séquestre et allant spontanément jusque dans la caisse. Le lendemain, a eu un peu de paralysie faciale, rapidement disparue. Le 8 *septembre* 1894, cavité rétro-auriculaire suppurant très peu et en grande partie épidermisée. L'enfant a des abcès froids ossifluents multiples, dont plusieurs encore en traitement. Peu à peu, cachexie tuberculeuse. Mort en *janvier* 1895, la plaie auriculaire étant en bon état.

D. *Mastoïdites avec otite chronique. — Malades en traitement.*

Nous donnerons d'abord *in extenso* une troisième observation de fistulisation de l'apophyse dans le conduit, par les cellules limitrophes (voy. obs. X et XXXII).

OBSERVATION CXIX. — *Fistule mastoïdienne aboutissant dans le conduit.*

P..., 13 ans, est déjà venu à la clinique en *avril* 1892 pour un écoulement de l'oreille droite, et présentait à ce moment un polype siégeant à la partie postéro-supérieure du cadre tympanal ; l'oreille guérit par ablation du polype et curettage du point d'implantation ; la guérison se maintint jusqu'en *septembre* 1894 ; l'oreille droite se met à couler de nouveau. P... se présente à la clinique le 29 *novembre* 1894 porteur d'un gros polype qu'on enlève et dont le point d'implantation paraît situé en dehors de la membrane, sur la paroi postérieure du conduit ; l'os est dénudé sur un petit espace et sur le pourtour de ce point on trouve des bourgeons charnus que l'on cautérise à l'acide chromique. La membrane est perforée dans le segment postéro-inférieur : il ne paraît pas venir de pus de la caisse. En introduisant un stylet coudé dans le point où on sent l'os dénudé, on trouve une fistule, se dirigeant de bas en haut et d'avant en arrière, qui conduit dans l'apophyse. Nous pensons qu'il y a eu autrefois une mastoïdite dans une mastoïde éburnée ; le pus n'ayant pu se frayer une voie à l'extérieur, par la face externe de l'apophyse, s'est fait jour par le conduit en perforant les cellules que nous avons appelées cellules limitrophes. L'indication opératoire est très nette et nous avons ici un cas moins ancien mais semblable à celui de notre observation XXXII.

L'opération est faite le 5 *janvier* 1895. Incision, décollement du pavillon, section du conduit en avant et en arrière. Trépanation au lieu d'élection au-dessous de la ligne temporale, ce qui n'empêche pas de trouver la dure-mère. On revient alors du côté de la fistule du conduit, dans laquelle on introduit le protecteur, et dont on fait sauter la paroi externe, dure et scléreuse : on met ainsi à nu une cavité en forme de corridor qui se dirige d'avant en arrière et bientôt en haut dans la direction de l'antre et qui contient du pus concret et des granulations ; en bas et en arrière, l'apophyse est, naturellement, éburnée : on détruit la paroi externe de l'aditus, la paroi externe de la caisse ; on enlève les osselets sains : section longitudinale du conduit ; l'incision postérieure est suturée de haut en bas et le pansement est fait par le conduit.

Huit jours après ablation des sutures en arrière, pas de pus, pas de fièvre : pansement par le conduit.

Cinq jours après la réunion est à peu près complète en arrière. Pas de pus. Pansement par le conduit.

OBSERVATION CXX. — *Abcès mastoïdien.*

Louv... Gabrielle, 5 ans (Hôpital Trousseau). Depuis l'âge de 14 mois à l'âge de 3 ans, a eu successivement rougeole, scarlatine, varicelle. Otorrhée datant de 2 ans, à la suite de ces fièvres éruptives. Il y a 4 mois, abcès mastoïdien incisé ; cicatrisation rapide. Le 18 *novembre* 1893, nouvel abcès. Le 23 *novembre*, trépanation de l'apophyse et de la caisse (enclume rongée, marteau sain). Actuellement cavité suppurant à peine.

OBSERVATION CXXI. — *Abcès mastoïdien.*

Del... Marthe, 4 ans (Hôpital Trousseau). Rougeole il y a un an, suivie d'otorrhée. Il y a 2 mois 1/2, gonflement rétro-auriculaire ; il y a 1 mois 1/2, incision de l'abcès, cicatrisée en 8 jours. Il y a 8 jours, nouvel abcès. Le 25 *avril* 1894, trépanation de l'apophyse et de la caisse ; sinus dénudé. Le lendemain, paralysie faciale. 1er *février* 1895, suppure toujours mais très peu. La paralysie faciale a presque disparu.

OBSERVATION CXXII. — *Abcès mastoïdien.*

Boulm... Camille, 5 ans 1/2 (Hôpital Trousseau). Otite suppurée datant de 3 ans, semblant guérie. Il y a 10 jours, poussée aiguë, abcès rétro-auriculaire. Le 3 *avril* 1894, incision de l'abcès (streptocoques), trépanation de l'apophyse et de la caisse. Paralysie faciale consécutive. 1er *février* 1895, suppure toujours. La paralysie faciale a presque disparu.

OBSERVATION CXXIII. — *Abcès mastoïdien.*

Sar... Amélie, 17 mois (Hôpital Trousseau). Otorrhée depuis 5 mois ; gonflement rétro-auriculaire depuis un mois. Le 13 *septembre* 1894, trépanation de l'apophyse et de la caisse. 1er *février* 1895, ne suppure presque plus.

OBSERVATION CXXIV. — *Fistule mastoïdienne.*

Ap... Gustave, 6 ans 1/2 (Hôpital Trousseau). Depuis 6 mois, otite moyenne et abcès resté fistuleux après incision. Le 11 *novembre* 1894, trépanation de l'apophyse et de la caisse. 15 *février* 1895, ne suppure plus. Cavité ouverte derrière l'oreille par un orifice épidermisé.

OBSERVATION CXXV. — *Fistule mastoïdienne.*

Sagl... Georges, 5 ans (Hôpital Trousseau). Otorrhée à gauche presque depuis la naissance. Abcès mastoïdien opéré il y a 2 ans, guéri en 2 mois.Récidive 4 mois après.Le 11 *novembre* 1894, trépanation de l'apophyse et de la caisse. Le 1er *février*, suppure à peine.

OBSERVATION CXXVI. — *Abcès mastoïdien.*

Wo... Marguerite, 4 ans (Hôpital Trousseau). Otorrhée depuis 2 ans. Abcès mastoïdien depuis 10 jours. Le 22 *novembre* 1894, trépanation de l'apophyse et de la caisse. 1er *février*, va très bien.

OBSERVATION CXXVII. — *Abcès mastoïdien.*

Bau... Marcel, 5 ans. Otorrhée depuis 2 ans 1/2. Abcès depuis 4 jours. 30 *novembre* 1894, trépanation de l'apophyse et de la caisse. 1er *février*, va très bien.

OBSERVATION CXXVIII. — *Fistule mastoïdienne.*

Ang... fille, 2 ans 1/2. Avait déjà été conduite à la clinique pour une imperforation du conduit.

Au mois de *juillet* 1894, après angines, l'enfant fait sans écoulement par le méat un abcès rétro-auriculaire, avec fièvre et délire. Le 3 *août* l'abcès est ouvert et conduit sur une apophyse dénudée avec trépanation spontanée en bas et en avant, qui conduit dans une cavité pleine de pus et de bourgeons charnus. Il s'ensuit une fistule étroite et profonde que nous nous décidons à opérer le 23 *octobre*.

La cavité déjà existante est agrandie de tous côtés, surtout en haut et en avant. On enlève la portion tympanale du conduit ; l'enclume et le marteau, entourés de granulations et de pus concret. Curettage de toute la cavité, antre et caisse. On ne fait pas de lambeau aux dépens du conduit parce que le conduit naturellement oblitéré n'existe pas. Tamponnement à la gaze iodoformée, après badigeonnage au chlorure de zinc.

1er *février*. — La plaie est en bon état, mais on ne peut laisser se fermer la cavité à cause d'un petit point osseux dénudé qui est dans le fond.

OBSERVATION CXXIX. — *Abcès mastoïdien*.

Delf... Jeanne, 6 mois (Hôpital Trousseau). Otorrhée bilatérale depuis 3 mois, fétide. Abcès mastoïdien subaigu depuis le 1er *janvier*. Un peu de paralysie faciale. Le 13 *janvier* 1895, trépanation de l'apophyse et de la caisse (séquestre).

Comme conclusion, nous donnerons le relevé général, en envisageant successivement :

A. L'ensemble de notre statistique.

B. Les résultats suivant la lésion traitée.

A. Statistique générale.

Si nous prenons l'*ensemble de notre statistique*, nous obtenons les chiffres suivants :

143 opérations, sur 128 malades pour 133 apophyses (1).

21 sujets sont actuellement morts, mais presque tous ces décès sont tout à fait indépendants de l'opération. Ils se répartissent en effet dans les catégories suivantes :

1° *Quatre* malades ont succombé à des *maladies intercurrentes* (choléra infantile, 1 ; broncho-pneumonie de rougeole, 2 ou de coqueluche, 1).

2° *Quatre* ont succombé à une *tuberculose chronique préexistante* à l'opération (obs. CXIII, CXIV, CV, CXVIII,). Chez aucun de ces sujets il ne nous a semblé que l'opération ait aggravé la tuberculose. Il est à noter que six autres de nos opérés sont des tuberculeux avérés.

3° *Cinq* ont succombé à des *complications méningo-encéphaliques préexistantes* à l'opération.

4° *Cinq* ont succombé à des *ostéites diffuses du temporal*, avec des accidents septiques que l'opération n'a pu enrayer.

5° *Une* a succombé à des *accidents cérébraux tardifs*.

6° *Deux* ont enfin été emportés par une *méningite*

(1) Les observations XXVIII et LXI ont trait aux deux apophyses de la même malade. Tous les autres malades à lésions bilatérales (Obs. XXIV, XLIX, L, LI) sont comptés pour une seule observation. Neuf malades ont dû être opérés deux fois du même côté, deux dans des cas aigus (Obs. X et XXIX), huit dans des cas chroniques (Obs. II, XVI, XXXVI, XLII, LIV, XCVII, XCVIII, . LXI) ; un a été opéré trois fois (Obs. LII).

septique post-opératoire (une extraction de séquestre volumineux, une opération de Stacke).

Pour apprécier dans son ensemble la gravité des interventions que nous venons de décrire, il faut, sans contestation possible, défalquer les malades des cinq premières catégories. Nous avons donc, au total, *deux morts opératoires sur* 143 *opérations* ; toutes deux sont dues à la méningite, ce qui n'a rien d'étonnant, puisqu'on intervient sur un foyer préalablement septique et très voisin des méninges.

B. Résultats selon la nature de la lésion.

Nous diviserons cette étude en quatre paragraphes : 1° complications mastoïdiennes des otites moyennes aiguës (avec ou sans abcès extérieur) ; 2° complications mastoïdiennes des otites moyennes chroniques (abcès aigus ou chroniques, fistules, mastoïdites latentes) ; 3° ostéites diffuses du temporal ; 4° éburnation de l'apophyse.

1° *Complications mastoïdiennes d'otites moyennes aiguës*. — Nous avons opéré 49 lésions de cette nature sur 48 sujets, un d'entre eux étant atteint d'un abcès à chaque apophyse (obs. XXIV) ; nous rangeons dans cette catégorie le sujet de l'observation CI, atteint de fistule toute récente et d'otite aiguë, si bien que la trépanation de l'apophyse seule a suffi. Nos résultats sont :

Trépanations de l'apophyse seule. . .   44 cas

Guérisons.   38   »

Récidives.   2   »

En traitement.   2   »

Morts non opératoires   2   »

Morts opératoires   0   »

Les deux malades en traitement sont opérés depuis six semaines seulement et sont presque guéris. Les deux malades morts ont succombé à une maladie intercurrente (choléra infantile, coqueluche avec broncho-pneumonie). Un des malades guéris a dû être opéré deux fois (obs. XXXIX).

Les récidives ont eu lieu : 1° chez un malade que nous avons opéré d'une manière insuffisante (obs. X ; mastoïdite des cellules limitrophes) ; 2° chez un malade qui n'a pas été pansé avec régularité (Obs. III).

Les malades guéris n'ont aucune otorrhée et leur audition est parfaite.

Trépanations de l'apophyse et de la caisse.   5 cas

Guérisons   5   »

Deux des malades guéris conservent il est vrai un peu d'otorrhée.

Chez deux de ces malades, nous croyons qu'aujourd'hui nous nous bornerions à la trépanation simple ; chez les trois autres, la trépanation totale était indiquée par l'intensité des accidents généraux (obs. II) ou des désordres locaux (Obs. XXV, XXVI).

2° *Complications mastoïdiennes des otites chroniques.* — Nous avons opéré dans ces conditions 67 malades, dont 4 atteints de lésions bilatérales, soit 71 apophyses. Un des malades a dû subir la trépanation simple, puis celle de la caisse (72 interventions). Chez deux, nous avons dû pratiquer un curettage secondaire.

Trépanation simple de l'apophyse . . .	5	cas
Guérison parfaite	1	»
Cicatrisation, avec otorrhée persistante.	1	»
Récidive.	1	»
Fistule durant depuis six mois.	1	»
Mort par maladie intercurrente	1	»

La mort a eu lieu, au 3ᵉ mois, par broncho-pneumonie rubéolique.

Les résultats de cette intervention, on le voit, sont médiocres, puisqu'il n'y a qu'une seule guérison parfaite. La malade guérie avec otorrhée a été opérée trois fois. Nous pensons que pour les cas de ce genre la trépanation de l'apophyse et de la caisse doit être toujours pratiquée.

Trépanation de l'apophyse et de la caisse . .	67	cas
Guérison parfaite	26	»
Guérison avec otorrhée légère	9	»
Résultat inconnu, mais survie opératoire certaine	1	»
Fistulette ne communiquant plus avec la caisse.	2	»
Mort par accidents cérébraux antérieurs à l'opération	5	»

> Mort par accidents cérébraux consécutifs
>   à l'opération . . . . 1 »
> Mort par accidents cérébraux tardifs . . . 1 »
> Mort par tuberculose. . . . . 4 »
> Mort par rougeole intercurrente . . . . . 1 »
> Malades en traitement . . . . 17 »

Parmi les malades guéris, sept portent une vaste cavité épidermisée ouverte derrière l'oreille.

Si nous voulons apprécier exactement la valeur curative de l'opération, il nous faut défalquer : 1° la mort opératoire ; 2° les morts par méningite préexistante ; 3° les morts par tuberculose chronique ou par maladie intercurrente ; 4° les inconnus.

De la sorte, il nous reste 55 cas qui nous donnent :

> Guérison parfaite . . . . 26 cas
> Guérison avec otorrhée légère . . . . . . 9 »
> Mort par accidents cérébraux tardifs . . . 1 »
> Fistulette ne communiquant pas avec la
>   caisse. . . . . 2 »
> En traitement. . . . . 17 »

Tant qu'il persiste un peu d'otorrhée, on ne peut pas être absolument satisfait du résultat, car cela prouve qu'il existe probablement un point d'infection osseuse très limité sans doute, mais toujours dangereux, et c'est ainsi qu'un de nos opérés (obs. CXII) a été emporté au bout de plus de quatre mois par des accidents cérébraux.

Nous ajouterons que la plupart des malades chez lesquels persiste de l'otorrhée ne se sont pas astreints à un traitement post-opératoire régulier. Leur état est d'ailleurs considérablement amélioré sur ce qu'il était avant l'opération.

Parmi les deux malades atteints de fistulettes rétro-auriculaires ne communiquant pas avec la caisse mais conduisant sur un point osseux dénudé bien limité, il en est un chez lequel, en raison de diverses manifestations tuberculeuses concomitantes, d'un mal de Pott en particulier, nous n'avons pas cru devoir intervenir de nouveau. Chez l'autre, nous sommes persuadés que la fillette eût guéri après un curettage de l'os malade, mais la mère a refusé de nous laisser agir (Obs. XLVIII et CVI).

Les malades en traitement sont au nombre de 17, dont 8 opérés depuis moins de trois mois. Les neuf autres sont opérés depuis plus de six mois, et pour ceux-là on pourrait commencer à désespérer si nous n'en avions vu guérir définitivement après que nous avions presque cru la partie perdue. Chez tous, d'ailleurs, l'amélioration est lente, mais manifeste, et même il en est cinq dont la cavité suppure à peine ; il en est un autre qui est atteint de cholestéatome.

Nous croyons pouvoir conclure que : 1° l'opération n'est pas grave ; 2° elle guérit à peu près à coup sûr, pourvu que le chirurgien et le malade aient de la patience, des lésions osseuses sans cela très graves et à peu près incurables.

Après cette intervention, l'audition reste ce qu'elle était avant.

3° *Ostéites diffuses du temporal.* 5 malades, opérés par la trépanation de l'apophyse et de la caisse ; deux des malades ont été soumis chacun à deux interventions, pour tâcher d'arrêter la marche de l'ostéite. 5 *morts.*

4° *Eburnation de l'apophyse.* 4 malades, ayant subi 5 interventions.

Guérisons. 3   »
Résultat nul 1   »

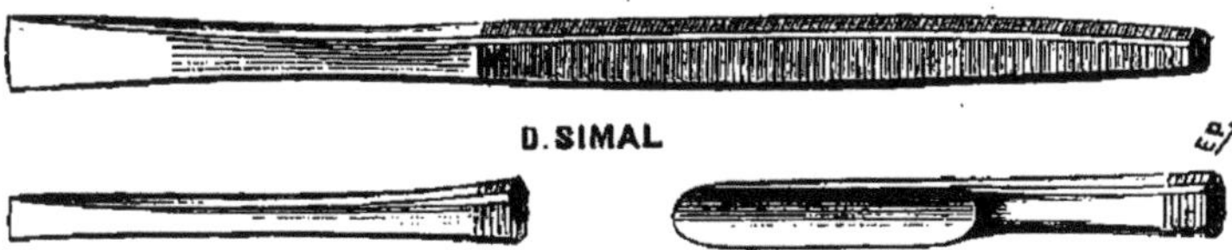

Fig. 1. — Ciseaux et gouge.

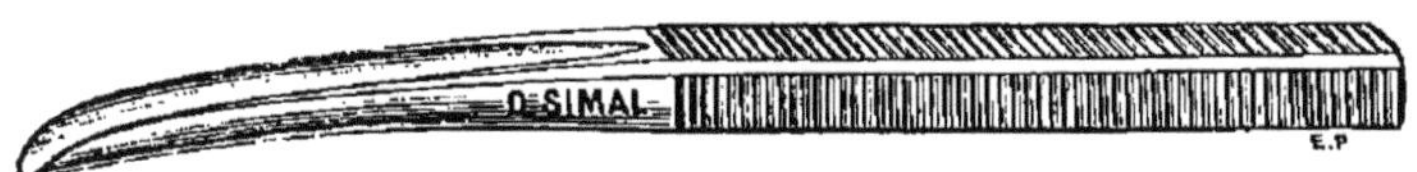

Fig. 2. — Gouge de Stacke.

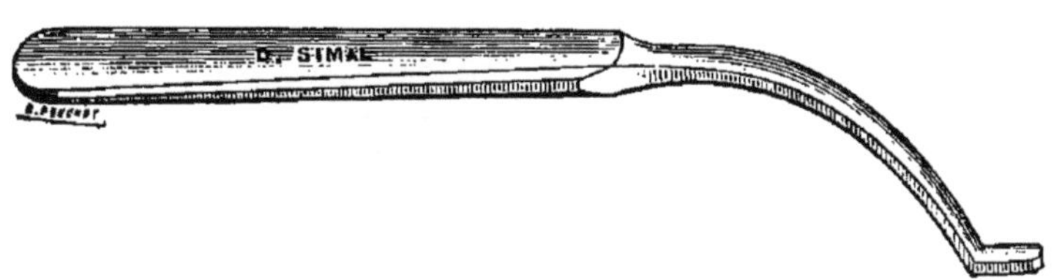

Fig. 3. — Protecteur de Stacke.

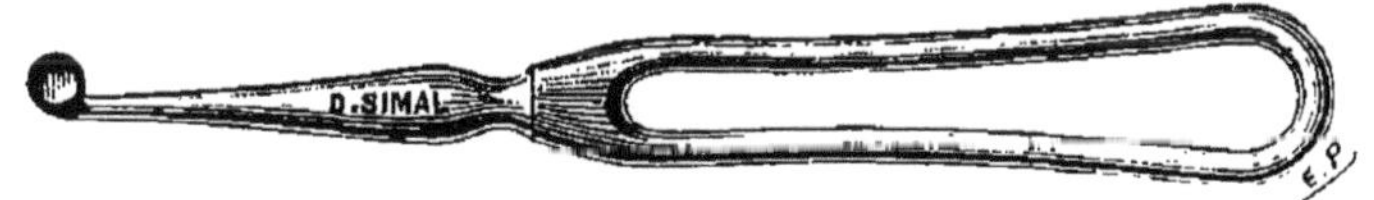

Fig. 4. — Curette pour l'apophyse.

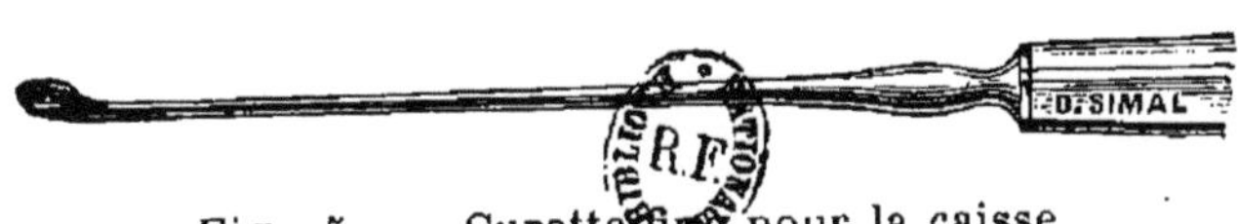

Fig. 5. — Curette fine pour la caisse.

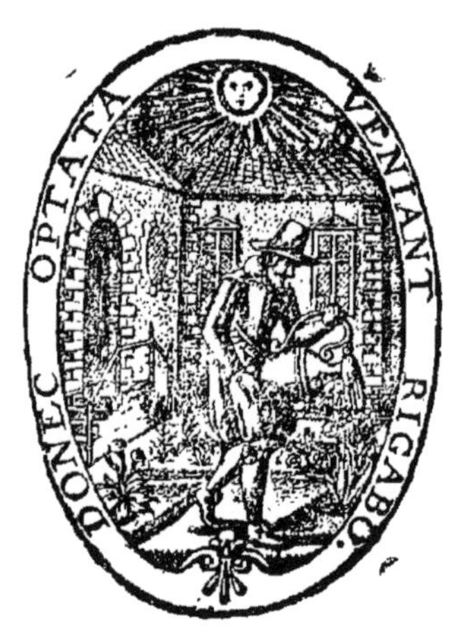

DONEC OPTATA VENIANT RIGABO.